RÉSUMÉ ANALYTIQUE

DES FAITS DE POLICE MÉDICALE

ET DES OBSERVATIONS

DE MÉDECINE VÉTÉRINAIRE.

RÉSUMÉ

ANALYTIQUE

DES FAITS DE POLICE MÉDICALE

ET DES OBSERVATIONS DE MÉDECINE VÉTÉRINAIRE,

Recueillis dans le département du Nord, en 1839,

RÉDIGÉ D'APRÈS LES RAPPORTS DE MM. DELAETRE, DESCHODT, JONGGLA, BANSE, DELFLACHE ET MEILHAN, VÉTÉRINAIRES DES ARRONDISSEMENTS DE DUNKERQUE, HAZEBROUCK, DOUAI, CAMBRAI, AVESNES ET VALENCIENNES.

Par A. B. LOISET, Médecin-Vétérinaire du Département.

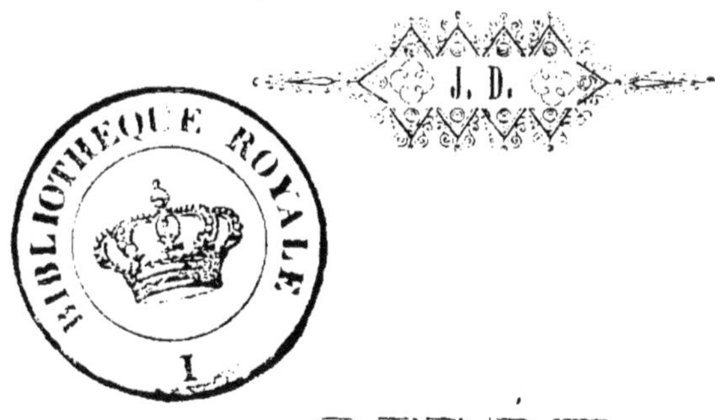

LILLE.

IMPRIMERIE DE J. DUCROCQ, RUE DES SUAIRES.

1840.

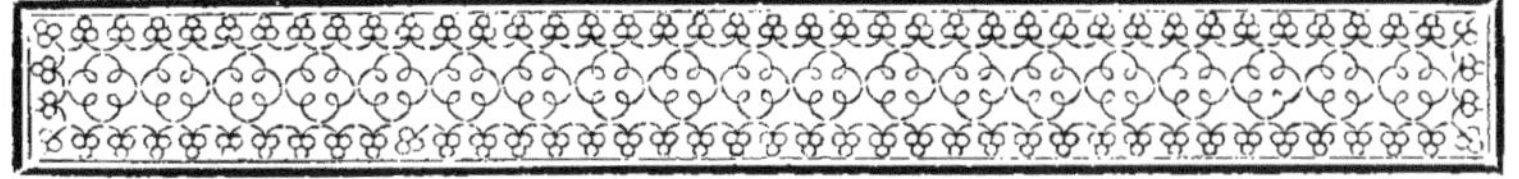

RÉSUMÉ ANALYTIQUE

DES FAITS DE POLICE MÉDICALE

ET DES

OBSERVATIONS DE MÉDECINE VÉTÉRINAIRE PRATIQUE

Recueillis dans le département du Nord en 1839.

AFIN de faire mieux connaître l'importance et l'utilité des travaux de Messieurs les Vétérinaires attachés à l'administration départementale, je continuerai, dans ce résumé, de les envisager, ainsi que je l'ai fait les années précédentes, sous les deux points de vue essentiellement distincts de leur application à l'hygiène publique, ou de leur rapport avec les progrès des connaissances médicales pratiques ; mon travail se trouvera donc ainsi naturellement divisé en deux parties distinctes : la première concernant la police sanitaire, et la seconde la médecine vétérinaire pratique.

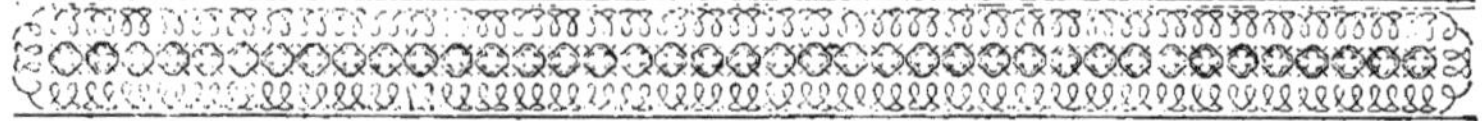

PREMIÈRE PARTIE.

Faits de police médicale.

L'apparition d'une maladie épizootique qui a sévi sur plusieurs des espèces domestiques dont la conservation et la multiplication constituent l'une des sources les plus fécondes de la prospérité agricole, a été, en 1839, l'occasion pour Messieurs les Vétérinaires de déployer un zèle et une activité qui méritent les éloges de l'administration et la reconnaissance des cultivateurs : partout où elle s'est montrée on les a vus aller avec empressement reconnaître la nature du mal, signaler les moyens hygiéniques et thérapeutiques les plus efficaces pour la combattre, et prescrire des mesures préservatives suggérées dans le but de s'opposer à sa propagation ; des instructions simples et concises ont été rédigées par leurs soins et répandues avec profusion par l'autorité, afin de prémunir les habitants des campagnes contre les dangers, plus redoutables que la maladie elle-même, de traitements engendrés par l'ignorance, la routine et le charlatanisme. L'importante question de l'usage, pour la nourriture de l'homme, du lait et de la viande provenant d'animaux atteints par l'épizootie, a été examinée avec toute la maturité que réclamait un pareil sujet ; et si, après avoir acquis la certitude de l'innocuité de ces aliments, on a omis de la mentionner jusqu'ici dans les documents destinés à la publicité, c'était afin d'éviter de la part du public des alarmes sans motifs, qui auraient pu réagir d'une manière fâcheuse sur des intérêts agricoles fort intéressants. Sans doute que dans ces circonstances la bénignité du mal n'a pas exigé qu'on ouvrît l'arsenal de la législation spéciale aux épizooties; toutefois, grâce au concours de tout le personnel vétérinaire départemental, l'administration a exercé la plus salutaire influence sur l'épizootie, qui, ainsi, a été réduite aux proportions d'une circonstance momentanément onéreuse pour l'agriculture, tandis que dans d'autres départements ses résultats ont été ruineux pour un grand nombre de cultivateurs.

Des documents précieux ont été recueillis dans chaque arrondissement sur la marche, les symptômes, les causes et les traitements de la maladie; ces matériaux, je les ai rassemblés et refondus pour tracer dans la notice suivante l'histoire de l'épizootie, considérée dans la totalité du département du Nord.

NOTICE SUR L'ÉPIZOOTIE APHTEUSE DE 1839 DANS LE DÉPARTEMENT DU NORD.

Une affection qui a beaucoup d'analogie avec les fièvres éruptives, si fréquentes et si bien connues dans l'espèce humaine, s'est développée épizootiquement, dès le mois de Février de 1839, sur les bêtes bovines et ovines, ainsi que sur les porcs, dans le département du Nord; son apparition avait déjà été signalée sur divers points du sol français, et notamment dans les environs de la capitale, où elle avait reçu le nom trivial de *cocotte*, que nos cultivateurs ont généralement adopté : depuis cette époque elle paraît s'être répandue sur presque toutes les contrées de l'Europe, et elle règne encore actuellement dans diverses localités, et notamment dans les environs de Lille.

Généralement décrite sous le nom d'épizootie ou de *fièvre aphteuse*, la maladie dont il s'agit a été fréquemment observée depuis le siècle dernier. Michel Sagar nous en a laissé une belle description qui concerne son irruption dans la Moravie, en **1763** et **1764**, époque où elle sévissait sur les chevaux et les bêtes bovines en Auvergne et dans le Périgord. Le médecin Baraillon et Lafosse fils ont tracé l'histoire de son apparition en **1767**, **1775** et **1776**, dans la généralité de Moulins et dans les environs de la capitale. En **1800** elle a été observée en Italie, dans la province d'Ivrée, par Toggia, qui, sous le nom de *fonzetto*, nous en a légué une excellente notice. La même épizootie a reparu en **1809**, **1810** et **1811**, et fut décrite en France par MM. Huzard père, Girard père, Dehan, Barrère, Barbier, Mathieu; et en Suisse, par Saloz; en Italie, par Leroy; et en Hollande, par Kraf. En **1819** et en **1825** elle a été signalée dans le département de l'Oise par MM. Peuchit et Potelle; et dans la Romagne, par Lamberlichi. Enfin, la grande épizootie aphteuse actuelle trouvera dans les écrits de MM. Levrat, Favre, Mathieu, Caussé, Berganot, Rayer, et dans les travaux des académies, ainsi que dans le rapport du conseil de salubrité de Paris au préfet de la Seine, d'immenses matériaux pour en tracer l'histoire complète.

La synonymie de cette maladie a beaucoup varié: tour-à-tour désignée par les noms vulgaires d'alcola, bouche chancrée, bouche ulcérée, chancres à la bouche, muguet, surlangue, fronzetto, cocotte, elle a encore reçu les appellations nosologiques de stomatite aphteuse, de fièvre éruptive phlycténoïde, de phlyctènes glosso-pode, d'exanthème stomato-interdigité.

Mais ces néologismes ne méritent pas de prévaloir : car les expressions de phlyctène et phlycténoïde ne signalant qu'une ressemblance symptômatique qui n'a rien de commun avec la marche et la nature du mal, et celles de stomatite et stomato-interdigité, en rappelant à l'esprit l'idée d'un état inflammatoire de la buccale, éloignent la pensée du caractère le plus saillant de la maladie, celui d'une réaction fébrile, suivie d'éruptions particulières sur divers points des systèmes muqueux et cutané; la dénomination d'*aphtes*, ainsi que celles qui en dérivent, ayant une signification étymologique très-vague, sont mieux appropriées à la désignation d'une maladie dont la nature intime nous est encore inconnue; elle mérite donc d'être préférée, surtout si, comme le proposent Willan et Bateman, elle est exclusivement réservée pour cette affection.

La marche générale de l'épizootie aphteuse a été dans le département du Nord essentiellement bénigne; elle a sévi, suivant les arrondissements, sur une proportion plus ou moins considérable des trois espèces exposées à ses atteintes. C'est ainsi que, dans l'arrondissement d'Avesnes, où elle a débuté d'abord sur le porc, M. Delflache ne connaît ni une commune, ni une étable qui en aient été exemptes. Un cinquième de l'arrondissement de Cambrai a jusqu'ici échappé à son action; et dans les communes envahies par elle, un tiers seulement des bêtes bovines et la moitié de la race ovine en ont reçu les atteintes. Dans le reste du département, la maladie a paru se répandre partout uniformément, et se fixer sur un peu plus de moitié de la population bovine, un tiers de la population ovine, et un cinquième de la population porcine; il en résulte que, d'après les documents statistiques aussi exacts que possible, on peut établir que l'épizootie a frappé dans le département environ :

120,000	têtes de	l'espèce	bovine,
90,000	—	—	—	ovine,
15,000	—	—	—	porcine.

Des influences locales ont paru agir dans des limites pourtant restreintes sur l'intensité et les complications de l'épizootie : l'on a remarqué que sur l'espèce du porc, le mal était très-bénin dans les environs de Dunkerque, tandis que dans l'arrondissement d'Hazebrouck il a sévi avec beaucoup d'énergie et a occasionné d'assez nombreuses mortalités. L'espèce bovine a aussi été plus fortement atteinte dans les campagnes qui entourent Maubeuge et Avesnes que partout ailleurs ; elle s'y est fréquemment compliquée d'inflammation de la grande mammaire et de lésions graves du pied, qui, parfois, ont nécessité le sacrifice des animaux qui en étaient affectés.

Symptômes.

L'éruption était constamment précédée d'un mouvement fébrile plus ou moins marqué ; chez quelques sujets il était tellement léger qu'il échappait aux yeux peu observateurs des personnes préposées à la garde et aux soins des bestiaux ; d'autres fois, au contraire, il se présentait avec toute l'intensité de celui qui précède les maladies très-graves. Il y avait anorexie, tristesse, abattement, fréquence et dureté du pouls, accélération de la respiration, chaleur de la peau avec alternative de froid aux oreilles et aux cornes ; diminution de la sécrétion du lait, *chaleur brûlante de la bouche avec écoulement de salive épaisse, gluante et parfois fétide ;* ralentissement de la rumination ; urines rares et colorées ; excréments durcis. Ces prodromes, qui se présentaient avec des nuances d'intensité très-variées, étaient suivis, après une vingtaine d'heures de durée, de l'apparition de vésicules blanches, multiformes et d'un volume variable sur divers points de la muqueuse buccale dans la région interdigitée, aux mamelles, et parfois sur les téguments des parties environnantes.

Les aphtes revêtissaient toujours la forme vésiculeuse ; c'est par erreur que quelques vétérinaires ont dit que, d'abord pustuleux, ils offraient ensuite l'apparence de phlyctène ; cette dernière forme était celle qu'ils possédaient dès leur apparition : une sérosité transparente et limpide soulevait l'épithélium ou l'épiderme, et constituait des sortes d'ampoules sans auréoles ni ombilics, souvent obrondes, parfois irrégulières, généralement de la grosseur d'un grain de blé ou d'une lentille, et fréquemment beaucoup plus volumineuses. La lame épidermique, ainsi soulevée par l'exhalation morbide séreuse, était blanche, opaque, et paraissait plus épaisse que dans l'état normal; elle se déchirait bientôt dans un des points de sa circonférence, et laissait alors écouler l'humeur contenue dans la vésicule; la déchirure ne tardait pas à se continuer dans tout le pourtour de l'exanthème. et à détacher ainsi une plaque blanche dont la délimitation était exactement la même que celle de la vésicule.

Cette déhiscence très-remarquable, et qui n'a pas encore été signalée, occasionnait la dénudation du tissu réticulaire sous-jacent, lequel se montrait d'un rouge vif, notoirement phlogosé et très-douloureux; sur les téguments, le suintement qui suivait la déhiscence se concrétait en forme de croûtes, sous lesquelles l'épiderme se régénérait promptement sans laisser de traces de l'éruption. Il n'en était pas absolument de même sur la muqueuse buccale, où le suintement, incessamment enlevé et mélangé avec la salive, ne pouvait se durcir ni se concréter; mais la reproduction de l'épithélium, loin d'en éprouver du retard, n'en devenait que plus active.

D'autres différences notables résultaient de la comparaison des aphtes, considérés par rapport à la diversité de leur siége : ainsi, aux trayons, les manipulations réitérées à l'aide desquelles le lait est extrait, irritaient le pourtour des vésicules et déterminaient de la phlogose dans une surface plus ou moins étendue; dans les parties de la peau recouverte de poil ou de duvet, le tact dévoilait l'éruption sous forme de points saillants assez semblables à beaucoup d'autres efflorescences cutanées, mais qui, examinés de près, offraient les caractères ci-dessus désignés. Enfin, dans la région interdigitée, on rencontrait ordinairement une vaste ampoule blanche et souvent solitaire, située contre la cutidure de la paroi, à la périphérie de cette ampoule; et même très-communément, sur toute la surface de contact de deux doigts, la peau était rouge, chaude et très-sensible.

Quand l'éruption était *discrète*, les aphtes, peu nombreux, avaient leur siége exclusif sur la muqueuse buccale, et se développaient plus particulièrement sur le bourrelet à base cartilagineuse qui, dans les ruminants, remplace les incisives supérieures et ça et là, à la face interne des lèvres et des joues : mais lorsqu'elle devenait *confluente*, non-seulement les vésicules étaient plus nombreuses sur les parties ci-dessus dénommées, mais elles envahissaient encore la langue et toute la surface de la buccale, le pourtour des lèvres et des narines, la peau qui recouvre les trayons ainsi que les mamelles, et enfin le point de jonction des téguments avec la cutidure des onglons, surtout vers la région interdigitée; dans quelques cas j'ai même vu l'éruption se propager au périné, autour et à la circonférence de la vulve et de l'anus, et même sur la base de la queue. La fièvre éruptive était bien plus forte quand les aphtes se montraient *confluents :* la langue se déchaussait de son épithélium comme si elle avait été soumise à l'action de l'eau bouillante ou d'un caustique, et cela par l'effet du volume et de la multiplicité des phlyctènes; alors les animaux mangeaient peu et difficilement, refusaient les aliments fibreux, et ne parvenaient à mâcher et à incorporer que ceux mous, pulpeux ou plus ou moins fluides; une salivation visqueuse et fort abondante s'écoulait de la bouche; il y avait amaigrissement, et la sécrétion laiteuse, considérablement diminuée pendant quelques jours, ne se rétablissait qu'avec lenteur.

La durée de cette succession de phénomènes, qui constituait la maladie épizootique, était généralement peu variable :

c'était du sixième au huitième jour que l'éruption vésiculeuse, après avoir parcouru toutes les périodes, commençait à se cicatriser, et annonçait ainsi une convalescence de très-courte durée, toutes les fois que des complications ne venaient pas la retarder.

On a remarqué que dans les premiers mois de l'apparition de l'épizootie, et chez l'espèce bovine, l'éruption se montrait bien plus abondamment et plus fréquemment à la bouche et aux mamelles que vers la région digitée; tandis que, plus tard, les phlyctènes aux extrémités sont devenues le symptôme le plus habituel du mal. Dans les races ovines il n'en a pas été de même: les vésicules digitales ont constamment été le symptôme qui, par sa constance et sa gravité, était dominant : la même observation est applicable à l'espèce du porc.

Des complications graves se sont parfois montrées dans le cours de cette affection éruptive décrite ci-dessus; l'une d'elles, qui a été plus particulièrement observée sur les vaches, dans l'arrondissement d'Avesnes, consistait dans l'engorgement considérable des mamelles, à la suite d'aphtes confluents, qui, sur les trayons, occasionnaient l'obstruction des canaux lactifères : cet engorgement, de nature inflammatoire, était souvent suivi d'abcès et parfois d'induration qui faisait perdre pour toujours à l'organe malade la faculté de produire du lait.

Il se développait encore, à la suite des aphtes, à la région digitée, des crevasses très-douloureuses qui occasionnaient une forte claudication, mais qui cédaient à une bonne méthode de traitement. On voyait aussi, et plus particulièrement dans le porc, les aphtes propager un état phlegmastique dans le tissu sous-ongulé, qui devenait cause de la séparation totale ou partielle de l'ongle. On a de plus observé, sur un certain nombre de bêtes bovines, la formation d'escarrhes volumineuses vers l'espace interdigité; ces escarrhes envahissaient les tissus ambiants à des profondeurs très-diverses; on les a vues, dans des cas heureusement très-rares, détruire les ligaments et la capsule articulaire qui unissent le premier et le deuxième phalangien, et faire naître des lésions, sinon toujours incurables, du moins tellement dangereuses, qu'il y avait profit et prudence à sacrifier à la boucherie les animaux qui en étaient atteints.

Malgré le nombre des suppositions hasardées sur les causes de l'épizootie aphteuse, on peut dire que le problème de son étiologie reste encore à résoudre dans son entier. Il serait oiseux de réfuter ici toutes les hypothèses émises sur ce sujet mystérieux ; il me suffira de faire remarquer que le mal s'est développé sous l'influence de toutes les indications barométriques, thermométriques et hygrométriques; ce qui rend inadmissible la supposition qu'il est dû à l'action d'une constitution atmosphérique particulière. Il est vrai que quelques-uns ont dit que la maladie naissait par l'effet de propriétés occultes et inappréciables de l'air : mais qui ne voit que c'est là substituer dans ce problème, inutilement et sans but, un inconnu à un inconnu? mieux vaut donc avouer notre ignorance sur ce point important de l'histoire de la maladie.

Une grande divergence d'opinions a éclaté parmi les vétérinaires du département du Nord, relativement à la contagion de l'épizootie aphteuse; les uns: se rangeant à l'avis de Sagar, de Kraf, de Barbier, de Saloz et de Levrat, la considèrent comme douée de la faculté de se propager par cette voie ; d'autres admettent, avec la plupart des écrivains actuels, que la contagion de la maladie est au moins douteuse : toutefois, comme aucun de mes collègues ne s'appuie de preuves nouvelles pour asseoir sa conviction, la question ne reçoit aucune lumière de leurs avis contradictoires.

L'usage du lait des vaches malades a été universellement reconnu comme ne possédant aucune action nuisible sur la santé de l'homme ; non-seulement cette vérité a été unanimement constatée dans toutes les localités où la maladie a pénétré, mais encore il est résulté de recherches chimiques et microscopiques publiées sur ce liquide par l'académie des sciences, l'académie royale de médecine et par le conseil de salubrité de la Seine, qu'il n'avait éprouvé aucune altération susceptible d'en rendre l'emploi, comme aliment, dangereux ou malfaisant. Que peuvent contre ces conclusions quelques faits relatés par Sagar et Hertwigt, et qui s'appliquent à des affections qui ne sont peut-être pas identiques avec l'épizootie actuelle ? Certes, il faudrait pousser le scepticisme bien loin pour infirmer de doute des millions de faits recueillis dans une multitude de lieux divers et par un grand nombre d'observateurs habiles, et cela à l'aide de deux ou trois observations d'une valeur très-contestable et qui se rapportent à des époques déjà loin de nous ; au reste, ce doute, en le supposant légitime, disparaîtrait devant l'impossibilité éprouvée de transmettre la maladie par voie d'inoculation : car il est arrivé qu'au début de l'épizootie, en 1810 et en 1838, l'éruption aphteuse des mamelles ayant été prise par plusieurs médecins pour le véritable cowpox, des essais infructueux ont été faits dans le but de l'inoculer sur des enfants.

L'innocuité, sous le rapport alimentaire, de la chair des bestiaux atteints d'aphtes épizootiques, n'a jamais été sérieusement contestée, et l'expérience a démontré qu'il n'y a réellement aucun inconvénient à livrer à la consommation la viande des animaux qui en étaient affectés.

Essentiellement hygiénique, le traitement de cette épizootie a principalement consisté dans l'emploi d'une alimentation délayante et facile à broyer par la mastication : cette alimentation, d'ailleurs très-variable, était, suivant les ressources locales et suivant les espèces, composée de racines cuites, telles que carottes, navets, betteraves, pommes de terre, ou de potages formés avec la farine d'orge, de lin, de seigle, la drêche de bière ou de genièvre, le son, les résidus d'amidonnerie, la pulpe de betterave, associés en nombre et en proportions diverses; dans certains cas la nourriture verte en herbe, scourgeon, trèfle, navette, choux collets, était substituée aux précédentes, quand l'époque de l'année et les exigences de l'exploitation le permettaient ou le commandaient.

L'aérage des étables et bergeries, et surtout les soins indispensables pour l'enlèvement des fumiers et l'entretien d'une litière propre et fraîche, exerçaient une influence très-marquée sur la bénignité de la maladie; partout où les habitations des bestiaux étaient tenues d'une manière satisfaisante, non-seulement la convalescence survenait avant qu'il y eût amaigrissement dans les animaux, mais on prévenait toujours les suites parfois graves que pouvaient avoir les aphtes de la région digitée.

Pour l'espèce bovine, des gargarismes acidulés, diversement formulés, étaient généralement employés et projetés dans la bouche, soit avec une seringue, soit à l'aide d'un bâton armé d'étoupe ou de linge à l'une de ses extrémités. Quelques praticiens ont recouru aussi avec avantage à l'emploi de décoctions mucilagineuses, de dissolutions de sulfate de soude, ou même à l'huile de ricin, pour combattre le symptôme de constipation qui parfois accompagnait la maladie.

La mastite, complication qui suivait quelquefois l'éruption confluente aux mamelles, réclamait la même méthode de traitement que celle qu'on a continué d'employer pour combattre cette phlegmasie quand elle est idiopatique; ainsi les saignées aux veines mammaires, les fomentations émollientes, celles astringentes ou résolutives, étaient, suivant les indications, l'objet du choix du praticien. Dans le cas d'abcès la médication devait encore changer pour être appropriée à ce phénomène important de la phlegmasie mammaire.

Les suites consécutives des aphtes de la région digitée étaient plus variables que dans toutes les autres parties, et exigeaient des combinaisons de traitement bien plus nombreuses et d'une plus difficile application. Dans leur état de simplicité, les soins d'une grande propreté et quelques lotions légèrement détersives, telles que celles de dissolutions de sels de plomb ou de zinc, amenaient presque constamment une prompte et sûre guérison; mais il arrivait quelquefois que, par l'effet de négligence dans la tenue des étables et bergeries, les plaies résultant de la déhiscence des vésicules aphteuses prenaient un aspect blâfard à fond grisâtre, que l'on devait ramener à un état inflammatoire franc, en les touchant soit avec les acides nitrique ou muriatique, soit avec l'égyptiac, le sulfate de cuivre, ou même le sublimé.

Des fissures ou crevasses étaient parfois aussi provoquées par la double action des aphtes et de la malpropreté ; alors il fallait recourir à l'emploi des compresses, qui, constamment imbibées de décoctions de mucilages ou d'infusions de fleurs de sureau, rendues astringentes par l'addition de préparations saturnines, triomphaient aisément de cette complication.

Quand l'éruption vésiculaire du pied, trop long-temps et trop fortement irritée par le séjour des extrémités dans les matières excrémentielles, déterminait un état inflammatoire qui s'étendait et se propageait au tissu réticulaire de l'ongle, et que celui-ci se détachait dans une étendue plus ou moins considérable, il devenait urgent, après avoir préparé par des cataplasmes émollients le pied malade, d'enlever méthodiquement la corne désunie, et de protéger, par les moyens usités en pareil cas, les surfaces ainsi dénudées.

Toujours sous l'influence des mêmes causes, il arrivait enfin que, non-seulement toute l'épaisseur de la peau, dans une étendue variable de surface, s'inflammait violemment, mais que cet état se prolongeait dans les tissus sous-jacents jusqu'à une profondeur qui lui faisait atteindre le ligament interdigité, et même les synoviales articulaires et les os : ces accidents, fort graves, étaient toujours précédés d'engorgement renittent, excessivement douloureux, que l'on devait combattre par des déplétions sanguines locales, par des bains et des cataplasmes émollients fréquemment renouvelés et long-temps continués ; ces moyens prévenaient souvent la formation des escarrhes gangréneuses, conséquences naturelles du mal arrivé à ce degré ; toutefois, quand, nonobstant ces soins, cette terminaison était imminente, la médication émolliente devait encore recevoir son application jusqu'à la chute des escarrhes ; mais alors commençaient de nouvelles indications ; la plaie devait être traitée comme plaie simple et la guérison était facilement obtenue, hors le cas cependant où les articulations lésées et ouvertes par l'effet du sphacèle, commandaient le sacrifice des animaux pour la boucherie, afin d'éviter la perte totale et presqu'infaillible que cette complication devrait entraîner dans un avenir lointain.

Considérée dans l'ensemble de son action, l'épizootie aphteuse n'a jamais été mortelle par elle-même ; cependant elle a produit un petit nombre de victimes par l'effet des complications signalées plus haut. Le tableau suivant indique comment la mortalité se trouve répartie dans les divers arrondissements.

ARRONDISSEMENS.	BÊTES SACRIFIÉES DE L'ESPÈCE		
	BOVINE.	OVINE.	PORCINE.
Dunkerque.	»	»	»
Hazebrouck.	»	»	Une proportion notable pour chute des ongles.
Lille.	2	»	»
Douai.	»	»	»
Cambrai.	»	»	»
Valenciennes.	»	»	»
Avesnes.	7	»	Un moins grand nombre que dans l'arrondissement d'Hazebrouck, toujours pour la même cause.

MORVE.

Les vétérinaires attachés aux divers arrondissements ont continué en 1839 à exercer, comme les années précédentes, une active surveillance dans le but de s'opposer aux dangers de la propagation de la morve; à cet effet ils ont non-seulement inspecté avec soin les foires et marchés de leurs circonscriptions respectives, mais de plus ils se sont rendus, soit spontanément, soit sur l'avis des maires, soit enfin sur l'invitation des sous-préfets, dans tous les lieux où l'existence d'animaux suspects de cette maladie était signalée. Organes de l'autorité, ils ont prescrit, suivant les exigences diverses des cas, les mesures ordonnées par la législation spéciale.

J'ai signalé dans le tableau suivant les résultats généraux dûs, sous ce rapport, à la vigilance de MM. les vétérinaires; son examen fera connaître que plusieurs arrondissements ont été assez privilégiés pour offrir dans le cours de 1839 un état sanitaire parfait, ou presque parfait, sous le rapport de cette désastreuse maladie. Cette circonstance heureuse ne permet pourtant pas de supposer que les vétérinaires de ces arrondissements se soient relâchés dans la mission que l'administration départementale leur a départie; elle tend, au contraire, à prouver l'influence favorable de la constance de leurs efforts.

Chevaux morveux *ou suspects de morve qui, en* **1839**, *ont été l'objet de mesures de police sanitaire dans le département du Nord.*

ARRONDISSEMENS.	NOMBRE DE CHEVAUX			OBSERVATIONS.
	morveux ou suspects.	abattus.	guéris ou en traitement	
Dunkerque...	1	»	»	Ce cheval a donné naissance à la répression correctionnelle signalée ci-dessous.
Hazebrouck...	9	6	2	Sur ce nombre, 3 ont été saisis sur la foire de Cassel, 4 chez le maître de poste de Merville, 2 chez un habitant d'Hazebrouck, et un autre a été soustrait à la surveillance qui lui était imposée, c'est le même que celui relaté ci dessus.
Lille........	2	2	»	
Douai.......	»	»	»	Bien qu'il ne mentionne aucun fait qui constate l'existence de la maladie dans cet arrondissement, le vétérinaire chargé d'y exercer la surveillance, soupçonne qu'elle existe sur un certain nombre de chevaux et qu'elle se propage par suite de la négligence des maires et des gardes-champêtres, de provoquer la visite de ceux qui en sont attaqués.
Cambrai.....	»	»	»	Les feuilles publiques ayant annoncé que la morve sévissait sur un grand nombre de chevaux de cet arrondissement, M. Banse s'assura, par la visite des communes et écuries soupçonnées infectées, que ce fait était complètement erroné et que l'état sanitaire de l'arrondissement était parfait sous ce rapport.
Valenciennes..	»	»	»	
Avesnes......	41	21	20	L'arrondissement d'Avesnes a subi en 1839 les désastreux effets d'une enzootie farcineuse qui, dans un grand nombre de chevaux, s'est terminée par la morve. Cette circonstance, jointe à l'action de nourritures avariées et trop fraîchement récoltées, explique l'énorme quantité d'animaux atteints de cette funeste maladie.
	53	29	22	

Sur ce nombre total de 53 chevaux atteints ou suspects de morve, il n'en est qu'un seul pour lequel on a dû employer d'autres mesures que celles qui ressortent de la police administrative. Voici comment M. Delaetre rend compte de ce fait :

« Conformément à la lettre de M. Bauduin, sous-préfet de l'arrondissement de Dunkerque, du 2 avril 1839, je me suis transporté à Bourbourg, chez le sieur Itsweire, à l'effet de visiter une jument sous poil gris pommelé, à lui appartenant, déclarée atteinte de la morve au premier degré, suivant procès verbal de M. Deschodt, vétérinaire de l'arrondissement d'Hazebrouck, fait à Cassel le jour de la foire aux chevaux, le 28 mars dernier. Le sieur Itsweire s'était engagé, par écrit, devant M. Deschodt, vétérinaire, à ne plus l'exposer en vente et à la ramener chez lui, pour qu'elle subisse un traitement en rapport avec son état. Étant à Bourbourg, chez le sieur Itsweire, il me dit avoir vendu la jument suspectée de morve à la susdite foire; de tout quoi, j'ai dressé procès verbal, remis à M. le sous-préfet. Le procureur du roi a été saisi de ce délit; l'affaire instruite, le tribunal civil de Dunkerque, jugeant correctionnellement, a condamné le sieur Istweire à 300 fr. d'amende, faisant application de l'art. 7 de l'ordonnance du roi du 16 Juillet 1784. »

RAGE.

La contrebande, exercée sur toute la ligne frontière, entretient un très-grand nombre de chiens qui, dans ce genre de coupable industrie, sont soumis à des courses, à des privations, à des surcharges et à des mauvais traitements qui paraissent réagir d'une manière fâcheuse sur le fréquent développement de la rage : cette circonstance a excité la sollicitude de M. le préfet, qui, dans son arrêté en date du 18 Avril 1839, rappelle et prescrit les mesures capables de s'opposer à la propagation de cette funeste maladie. Les sages dispositions de cet arrêté n'ont pas tardé à recevoir leur application; vers le mois de juin, un chien soupçonné enragé, qui s'était porté vers les communes de Wambrechies, Marquette et St.-André, (arrond.t de Lille), se précipita sur plusieurs animaux de son espèce et jeta la terreur dans les communes environnantes. Délégué par M. le préfet pour constater sur les lieux l'état des choses et appliquer les mesures que les circonstances réclameraient, le médecin-vétérinaire départemental, ayant recueilli avec soin la déposition d'un grand nombre de témoins, puis ayant visité très-scrupuleusement les chiens qui avaient reçu les atteintes de l'animal soupçonné enragé, crut reconnaître que celui-ci était atteint de l'angine, désignée par le nom de *rage mue:* il tenait, en effet, la bouche toujours ouverte, paraissait dans l'impossibilité de serrer les mâchoires, et n'avait laissé aucune trace de morsures sur les chiens qu'il avait attaqués; toutefois, la prudence exigeait qu'on prît les précautions nécessaires pour prévenir tout accident; en conséquence, l'ordre fut donné à tous les habitants de ces communes de tenir leurs chiens à l'attache, par le moyen de chaîne fixée à un collier solide. Les gardes-champêtres furent chargés de poursuivre et de mettre à mort tous les chiens errants rencontrés sur leurs communes respectives, et enfin les animaux attaqués par le chien suspect furent soigneusement séquestrés et solidement attachés pour être soumis à une rigoureuse *quarantaine* de cinquante jours. Ce délai ayant expiré sans qu'aucun symptôme de rage se déclarât, l'application de ces mesures rigoureuses cessa d'être exigée.

PIÉTAIN.

Cette affection contagieuse des bêtes à laine s'est développée dans le troupeau du sieur Bardou, cultivateur, à Ebblinghem. M. Deschodt, officiellement chargé de reconnaître le mal, a prescrit toutes les dispositions nécessaires pour isoler le troupeau infecté, lui a fait assigner un parcours distinct, et a signalé toutes les précautions utiles pour s'opposer à la propagation de la maladie. Le traitement curatif dont il a fait usage a obtenu le plus brillant succès; grâce à ses soins, le mal, concentré et attaqué dans son foyer, a disparu sans atteindre les troupeaux du voisinage.

La même maladie paraît avoir aussi fait invasion dans l'arrondissement d'Avesnes; mais le vétérinaire de cet arrondissement ayant remis à en donner les détails à son prochain rapport, je me trouve à mon tour dans l'obligation d'ajourner l'analyse de son travail sur cette affection.

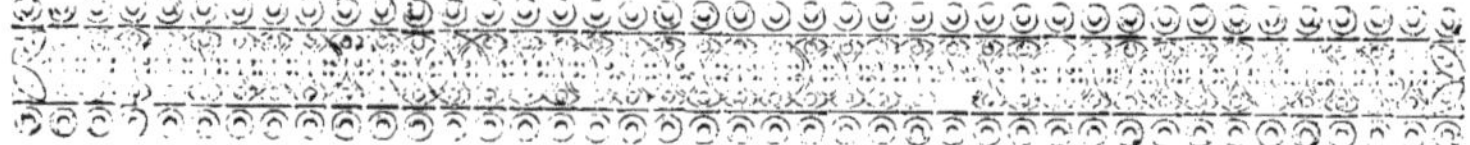

DEUXIÈME PARTIE.

Observations de médecine vétérinaire pratique.

La partie purement médicale de la correspondance de MM. les vétérinaires d'arrondissement est moins riche cette année que de coutume, les longs développements consacrés à la description de l'affection épizootique qui s'est montrée sur les espèces bovine et ovine en 1839, ayant laissé peu d'espace pour l'histoire de faits pathologiques moins généraux. Les articles suivants signaleront ce qu'on doit à chacun de mes collègues sous le point de vue exclusivement pratique.

M.r DELAETTRE, vétérinaire de l'arrondissement de Dunkerque.

Le rapport de ce vétérinaire contient un bon travail sur l'histoire de l'épizootie aphteuse dans l'arrondissement de Dunkerque, travail dans lequel j'ai abondamment puisé pour la rédaction de l'article précédent. Sa correspondance se termine par la relation, également consignée ci-dessus, d'un fait de police médicale qui prouve toute la sollicitude que MM. les vétérinaires d'arrondissement mettent dans l'exécution des devoirs qui leur sont imposés.

M.r DESCHODT, vétérinaire de l'arrondissement d'Hazebrouck.

CONSTIPATION OPINIATRE. — *Résultat d'un mode vicieux de traitement de l'hématurie.*

Indépendamment de nombreux faits exposés dans la première partie de ce résumé, et qui ont été puisés dans la correspondance de ce vétérinaire, M. Deschodt signale les résultats fâcheux déterminés par l'emploi des astringents, à forte dose, destinés à combattre l'hématurie active : cette méthode curative, mise en usage par les empiriques de l'arrondissement d'Hazebrouck, provoque fréquemment une constipation opiniâtre fort grave, et quelquefois mortelle, que mon confrère fait cesser par l'administration de l'huile de ricin, à la dose d'une livre, incorporée dans même poids de miel ; il a quelquefois substitué à ce médicament, et avec un pareil succès, le sulfate de soude (**12** onces), dissous dans une forte décoction de graine de lin.

M.r JONGGLA, vétérinaire de l'arrondissement de Douai.

Le rapport de ce vétérinaire contient deux observations intéressantes de pathologie : la première concernant un cas de vertige ayant des caractères de périodicité ; la seconde est relative à une plaie pénétrante du thorax.

Vertige périodique.

« Un cheval de dix ans, dans un bon état d'embonpoint, dit M. Jonggla, fut atteint, dans le mois d'octobre dernier, d'une affection vertigineuse périodique ; cette maladie, ordinairement fort grave, fut facilement combattue par les saignées, les réfrigérants et l'emploi de quelques légers purgatifs ; mais je fus surpris de voir, au bout de quinze jours, les mêmes symptômes reparaître avec la même intensité que la première fois : même traitement, même succès. Cette fois deux sétons, fortement animés, furent placés au poitrail ; le cheval fut parfaitement rétabli, en apparence, quelques jours après. Mais cet état de choses ne devait avoir que peu de durée ; la même affection, avec les mêmes symptômes, devait reparaître encore; elle reparut en effet vingt jours après l'application des sétons au poitrail. Il est essentiel de dire que, dans l'intervalle de ces deux accès, le cheval avait été remis à son régime et à son travail ordinaires (employé à l'agriculture). Ma surprise fut extrême, et mon imagination ne pouvait apprécier la cause qui déterminait une maladie simple en apparence, mais compliquée au fond. Je fis usage des mêmes moyens qui avaient réussi jusqu'alors : ils eurent les mêmes résultats, mais d'une manière plus lente ; ni le pouls, ni l'état des muqueuses apparentes n'annonçaient de lésions organiques ; je conclus alors que le système nerveux jouait le principal rôle dans une aussi bizarre maladie ; je fis usage des anti-spasmodiques, associés aux mucilagineux ; le cheval allait de mieux en mieux, mais il conservait un fond de tristesse qui me faisait craindre une quatrième rechute : les anti-spasmodiques furent supprimés et remplacés par le sulfate de quinine, à petite dose, et c'est à cet agent thérapeutique que j'attribue le succès complet que j'ai obtenu ; car le cheval jouit d'une parfaite santé aujourd'hui. »

Plaie pénétrante du thorax.

« La seconde observation, continue M. Jonggla, concerne un cheval hors d'âge, propre au trait ; il se trouvait attelé à une charrette, en avant de celui qui était dans les brancards ; ce cheval reçoit un choc tellement violent par un autre cheval lancé au galop, qu'il est renversé de côté contre la pointe d'un des brancards de la charrette : cette chute eut pour résultat la fracture de deux côtes avec plaie pénétrante dans la poitrine. Appelé immédiatement sur les lieux, et après avoir examiné l'état des parties malades, je crus que la mort devait nécessairement être le résultat d'une pareille blessure. Une action de dommages et intérêts fut intentée par le propriétaire, et l'auteur de l'accident prit le cheval blessé par lui et en paya la valeur estimative ; cet animal fut placé dans un coin d'une écurie et abandonné aux seules ressources de la nature, qui, contre mon attente, suffirent pour que la guérison et le parfait rétablissement de ce cheval fussent opérés dans l'espace d'un mois environ. »

M.r BANSE, vétérinaire de l'arrondissement de Cambrai.

Une longue dissertation, purement physiologique, ouvre le mémoire de M. Banse ; il y établit que la circulation, la respiration et l'innervation sont les fonctions principales et essentielles de la vie ; que de leur action régulière et simultanée dépend la santé, et que le dérangement ou la cessation survenue dans l'une d'elles, trouble ou anéantit les autres. De ces prémisses il cherche à déduire l'étiologie des maladies dominantes en 1839, dans l'arrondissement de Cambrai ; à cet égard il cite les effets de la constitution atmosphérique humide, considérée dans son action immédiate sur l'économie animale, et dans son action plus éloignée portant primitivement sur la végétation et la récolte des aliments ; il en conclut que cette cause a donné aux maladies dont il s'agit un caractère commun de putridité, de prostration et de débilitation, caractère qui est, suivant lui, le résultat exclusif des altérations du sang et de la lymphe.

Le cercle restreint de ce résumé ne me permet pas de suivre, dans tous leurs développements, les propositions de

M. Banse ; il me suffira de dire que son travail, d'ailleurs très-remarquable, est exclusivement théorique ; qu'il se rattache au problème, tant controversé, qui divisait les solidistes et les humoristes, et que, pour rouvrir avec succès une aussi large question, il est indispensable de s'appuyer sur des faits neufs, positifs et concluants, mais non sur des suppositions plus ou moins habilement déduites, ou sur des hypothèses parfois brillantes, mais à coup sûr peu solides.

Induration du cordon testiculaire.

Un engorgement squirrheux d'un des cordons testiculaires chez un cheval avait acquis le volume du bras et s'étendait jusqu'à l'anneau inguinal, où il se trouvait étranglé. La castration, opérée par M. Banse, à l'aide de casseaux courbes, eut, dans ce cas, tout le succès désirable.

Angine laryngée trachéotomie.

Le même vétérinaire ayant pratiqué la trachéotomie sur un poulain de quatre ans, atteint d'une angine, qu'il désigne sous la dénomination de *croupale*, obtint le succès accoutumé à la suite de cette opération ; mais ce succès ne fut pas durable, et six semaines s'étaient à peine écoulées, que de nouveaux symptômes d'asphyxie exigeaient la mise en pratique de la même opération : cette fois la guérison resta incomplète, et l'animal, resté corneur, fut vendu par son propriétaire.

Plaie pénétrante dans la coulisse sésamoïdienne.

Une observation intéressante termine le travail du vétérinaire de l'arrondissement de Cambrai ; je vais la transcrire dans son entier.

« Le 17 septembre dernier, un cheval jeune, fort et d'un prix élevé, et en proportion à sa beauté, qui était rare comme cheval de labour, m'est envoyé par un cultivateur des environs de Cambrai, pour cause de boiterie datant déjà de six à sept jours. La claudication était légère, et je la crus déterminée par un engorgement qui existait sur la région des tendons, qui était quelque peu douloureux à la pression, et me semblait le résultat d'un coup appliqué sur cette partie. Je prescrivis des embrocations anodines. Huit jours plus tard, je fus mandé chez le propriétaire pour visiter le même cheval; il boitait tout bas, et pourtant l'engorgement des tendons n'avait point augmenté; l'appui du pied sur le sol, pendant la marche, était très-douloureux; il n'y avait plus à s'y méprendre, le mal était évidemment dans le pied. L'examen de celui-ci me fit découvrir, vers le milieu de la longueur de la fourchette et dans la lacune latérale droite, une ouverture faite par un corps étranger; la corne enlevée, je sondai cette ouverture, et l'extrémité de ma sonde alla bientôt frapper le petit os sésamoïde, après avoir traversé de part en part l'expansion tendineuse qui le recouvre; un écoulement de synovie sanguinolente eut lieu. Je prévins le propriétaire de la gravité du mal et de l'opération qu'il nécessitait, lui assurant, toutefois, un succès que j'avais tout lieu d'espérer, puisque je l'avais toujours obtenu en pareille circonstance, mais qui n'était pourtant pas certain : il intervint de la manière la plus formelle pour empêcher que je fisse cette opération, et résolut d'attendre. Quinze jours se passèrent, pendant lesquels le malheureux animal endura les douleurs les plus horriblement atroces : une excessive tuméfaction survint, qui me fit craindre la chute des sabots; un abcès se forma dans le pli du paturon. A ces symptômes j'opposai une diète rigoureuse, des saignées, des cataplasmes, des bains, des embrocations anodines; mais que pouvaient ces palliatifs contre un mal aussi violent? Fatigué de la longue résistance du propriétaire à mes avis, persuadé qu'il n'existait nul espoir de guérir sans opérer, je lui déclarai positivement que je cesserais mes soins à son cheval. Quatre jours après, on vint me prier d'aller faire l'opération; j'y fus, quoique je conçusse sur ses suites de vives inquiétudes, attendu les désordres que je présumais exister.

» Le cheval abattu et fixé convenablement, la sole enlevée, je procédai à l'ablation de toute la fourchette ; en-dessus du coussinet plantaire existait un clapier rempli d'un pus sanieux, mélangé de débris du tendon. Celui-ci se trouvait détruit dans les deux tiers au moins de la surface plantaire ; l'os du pied était carié en quelques points ; le petit sésamoïde n'offrait plus qu'une surface inégale, rugueuse ; la couche cartilagineuse, qui la recouvre dans l'état normal, se trouvant détruite par la carie, il n'y avait plus trace de la synoviale qui facilite le glissement du tendon sur l'os. Jamais plaie ne s'est montrée sous un aspect plus défavorable et moins encourageant ; cependant, je ne perdis point tout espoir. Je passai une mèche de lin dans l'ouverture du paturon et la fis sortir en-dessous du pied ; je pansai la plaie, après avoir enlevé toutes les parties mortifiées, avec une liqueur légèrement spiritueuse ; je prescrivis de maintenir continuellement le pied dans un cataplasme émollient, de le plonger dans un bain, aussi émollient, trois fois le jour, et pendant une demi-heure chaque fois ; de faire des applications d'une pommade anodine sur toute la surface du canon ; enfin, de tenir l'animal à une diète sévère (boissons tièdes, blanchies, paille). Pendant quinze jours, rien ne fut changé dans le traitement ; durant cet intervalle, je pratiquai deux nouvelles saignées ; la fièvre de réaction étant toujours très-forte, je faisais mes pansements de deux jours l'un. Après ce temps, les douleurs étant un peu moins vives, je permis l'usage d'une nourriture un peu plus corroborante ; du reste, mêmes soins, les saignées exceptées. Quinze jours s'étant encore écoulés, un mieux sensible se fit sentir ; la mèche que, jusque-là, j'avais renouvelée presque à chaque pansement, ayant soin d'en diminuer le volume, fut supprimée. Un même laps de temps s'écoula encore pendant lequel les douleurs se calmèrent et la plaie s'améliora ; je fis cesser l'usage des cataplasmes et des bains, et pansai la plaie avec une teinture résineuse tous les quatre ou cinq jours d'abord, puis tous les sept ou huit jours ; la ration fut augmentée graduellement.

» Trois mois après l'opération, toute la surface plantaire du pied était recouverte de corne. Aujourd'hui c'est à peine si le cheval boite légèrement. »

M.r MEILHAN, vétérinaire de l'arrondissement de Valenciennes.

Engorgement inflammatoire des membres dans le cheval.

Sous le titre d'engorgement phlegmaneux des jambes chez les chevaux, M. Meilhan décrit un état inflammatoire qui se développe fréquemment au printemps chez les chevaux bien nourris, peu exercés, et plus particulièrement chez ceux soumis au régime du vert. L'affection se montre tantôt sur un seul, d'autres fois sur deux ou trois, et rarement sur les quatre membres à la fois : dès le principe, la jambe affectée devient raide ; elle se gonfle, acquiert peu à peu un volume plus ou moins considérable ; les vaisseaux veineux se gorgent, l'animal craint de se mouvoir, se couche difficilement, et témoigne de la douleur quand on presse la partie malade. Ces symptômes sont accompagnés d'une réaction fébrile plus particulièrement caractérisée par la fréquence et la plénitude du pouls.

Les saignées copieuses et réitérées, les adoucissants à l'intérieur, et des scarifications locales constituent les élémens du traitement opposé par mon collègue contre cette maladie.

Indigestion des bêtes bovines par l'effet de l'usage alimentaire du jeune trèfle.

Cet article, très-étendu, du rapport de M. Meilhan constate la grande fréquence de cet accident maladif dans l'arrondissement de Valenciennes ; mais il n'offre rien de remarquable qui n'ait été dit dans les traités de pathologie sur ce sujet.

Métrite périodique.

Une observation sur un cas maladif de l'utérus termine le travail de mon collègue de Valenciennes ; cette observation présente le double intérêt de contribuer à faire connaître les affections encore très-obscures de la matrice, et de constater qu'elles peuvent parfois revêtir des caractères de périodicité : je la transcris ici dans son entier.

« Dans le courant d'avril je fus appelé à donner des soins à une jument de cabriolet, de race mecklembourgeoise, hors d'âge, et qui avait été saillie dans le mois de février précédent. Je trouvai cet animal dans l'état suivant : la tête basse, yeux larmoyants, conjonctive rouge et tuméfiée, pouls dur, accéléré ; inflexibilité de l'épine dans sa région lombaire, flanc tendu et un peu ballonné ; fréquentes envies d'uriner, constipation avec chaleur extrême dans le rectum. Comme cette jument s'agitait beaucoup en regardant son ventre, et faisait des efforts semblables à ceux du part, j'introduisis la main dans le vagin, où je remarquai une chaleur extraordinaire ; l'orifice de l'utérus était assez dilaté pour permettre facilement l'introduction du doigt, et il y avait un écoulement, par la vulve, de mucosités couvertes de stries de sang. L'animal paraissait beaucoup souffrir au plus léger attouchement. Cet état me fit croire que l'avortement avait eu lieu depuis peu, et que, par conséquent, j'avais à traiter une métrite aiguë.

» Une forte saignée fut pratiquée sur-le-champ ; des boissons mucilagineuses furent prescrites, ainsi que des injections d'une décoction de graine de lin dans le vagin ; on administra des lavements de même nature, et on fit des fomentations tièdes de cette même décoction sur le bas-ventre ; enfin, la paille et l'eau blanche furent données pour nourriture.

» La saignée calma d'abord assez promptement les douleurs, et l'animal parut moins souffrant dès le lendemain, quoique les symptômes inflammatoires persistassent toujours. Environ dix jours après, la jument redevint triste et renouvela les efforts semblables à ceux du part que j'avais déjà observés la première fois. A leur suite s'écoulèrent, par la vulve, sept à huit litres de pus homogène, provenant de l'utérus, et dès le jour suivant, il y eut un mieux marqué. L'écoulement, favorisé par des injonctions qui soulageaient beaucoup l'animal, diminua peu à peu et disparut entièrement au bout de quinze jours.

» L'appétit revint avec tous les signes de la santé ; mais la bête continua à maigrir. Je la croyais néanmoins guérie, lorsqu'au bout d'un mois, et sans cause connue, elle perdit tout à coup l'appétit. Bientôt les symptômes précités se renouvelèrent avec intensité, et elle fut attaquée de violentes douleurs qui ne s'apaisèrent qu'après une nouvelle évacuation, par la vulve, d'une grande quantité de pus, qui, cette fois, était d'une odeur infecte. On suivit le même traitement que précédemment, et l'écoulement, diminuant de jour en jour, cessa encore au bout d'une quinzaine ; alors, quoique la maigreur fut extrême, l'animal reprit sa vigueur et son appétit.

» Pendant trois mois, ces phénomènes se renouvelèrent constamment. Au dernier accès, la jument ne rendit qu'une petite quantité de pus ; mais l'écoulement dura plus longtemps ; il diminua peu à peu, et cessa enfin pour ne plus reparaître. A cette époque la bête était dans un état de maigreur voisin du marasme ; la nourriture lui fut d'abord donnée en petite quantité ; mais on ne tarda pas à la remettre à sa ration ordinaire. Ayant pensé qu'un léger exercice était nécessaire, elle fut employée tous les jours, pendant deux ou trois heures, à un service très-doux. Ce travail modéré lui rendit ses forces et sa vigueur ; aujourd'hui elle continue son service et se trouve dans un état d'embonpoint ordinaire, et depuis septembre elle n'a éprouvé aucune incommodité. »

Ce fait remarquable se rapporterait-il à un avortement suivi de la putréfaction du fœtus dans l'utérus ? c'est ce que plusieurs observations qui me sont propres m'autorisent à penser.

M.r DELFLACHE, vétérinaire de l'arrondissement d'Avesnes.

Farcin enzootique.

Le farcin s'est développé enzootiquement dans l'arrondissement d'Avesnes, et M. Delflache n'a pas eu moins de deux cents chevaux en traitement atteints de cette affection dans le cours des trois mois du printemps de 1839. Le mal se déclarait non-seulement sur les chevaux soumis à des travaux fatigants, tels que ceux des postes, des roulages, des diligences, mais encore sur ceux employés à la culture ou pour les usages du luxe; il débutait par une sorte d'accablement, accompagné d'un état fébrile, quelquefois léger, d'autres fois très-prononcé ; par le gonflement des ganglions de l'ange, surtout chez les jeunes sujets, le boursoufflement des paupières et l'infiltration des conjonctives ; ces divers symptômes étaient suivis de la perte entière de l'appétit, de la difficulté de marcher, de la toux, qui était toujours difficile, fréquente et douloureuse, sans expectoration, de l'injection des vaisseaux de la membrane muqueuse du nez, d'une soif très-ardente, avec difficulté de la satisfaire ; de la sécheresse et de la chaleur brûlante de la peau, et enfin de beaucoup de gêne dans l'action de la respiration.

Cet état demeurait stationnaire pendant deux, trois et même quatre jours ; alors le corps se couvrait d'une multitude de boutons ayant tous les caractères du farcin ; la tête et le cou étaient le siége essentiel de cette éruption. Bientôt, et du septième au dixième jour, le pituitaire se couvrait de pustules, d'abord très-petites, mais qui prenaient une prompte extension ; l'engorgement de l'ange était remplacé par une ou plusieurs *glandes*, point de convergence de plusieurs cordes farcineuses qui prenaient naissance sur la joue et le chanfrein.

Arrivée à cette période, la réaction diminuait considérablement ; il survenait un flux muqueux, par une ou par les deux narines, qui était suivi d'ulcérations de la nazale et de tous les symptômes de la morve, à moins que, par un traitement énergique, on ne conjurât le danger ; c'est à quoi l'habile praticien d'Avesnes a généralement réussi, puisque sur deux cents chevaux frappés par la maladie, huit seulement ont succombé ou ont été abattus.

C'est à l'usage d'aliments trop fraîchement récoltés ou altérés que M. Delflache attribue le développement de la maladie ; il pense qu'un travail immodéré a aussi puissamment contribué à la production du mal.

Indépendamment des moyens hygiéniques, tels que le repos absolu, le choix d'habitations aérées et suffisamment spacieuses, le pansage soigneusement fait, M. Delflache employait, au début du mal, tantôt les émissions sanguines, d'autres fois les sudorifiques, subordonnant le choix de la médication à l'état d'excitation ou de faiblesse des sujets attaqués.

Après l'éruption, les topiques excitants ou irritants, et la cautérisation avec le fer chauffé à blanc, étaient employés avec succès contre les tumeurs farcineuses. Quant aux symptômes de morve, les injections astringentes, dirigées sur les ulcérations, et les onctions *convenables* sur les glandes, amenaient la dessiccation des premières et la suppuration des secondes.

Morve dite *sèche*.

Dans le nombre des chevaux atteints de l'enzootie farcineuse et qui ont été soumis aux soins du vétérinaire d'Avesnes, deux ont présenté tous les caractères de l'affection que j'ai déjà eu de nombreuses occasions de signaler dans les précédents résumés analytiques, qui est désignée par quelques praticiens sous le nom de *morve sèche*. Je transcris ici les détails qui les concernent, avec d'autant plus d'intérêt, que leur histoire doit concourir à combler, dans les nosographies vétérinaires, une lacune sur un sujet bien important.

« Ces deux jeunes animaux (l'un de trois ans et demi, l'autre de quatre ans), forts, vigoureux, faisaient, depuis un an environ, le service du roulage, sans avoir donné le plus léger signe de maladie, lorsqu'ils furent atteints du farcin.

» La maladie débutant, comme il arrivait toujours chez les jeunes chevaux, avec tous les symptômes de la gourme, il était difficile au propriétaire de n'être point trompé sur leur véritable état ; aussi, ces chevaux, traités comme s'ils eussent été atteints de cette maladie, et par les moyens employés dans ce cas par la plupart des propriétaires, c'est-à-dire par des aliments échauffants et une nourriture plus abondante qu'à l'ordinaire, ne tardèrent-ils pas à se trouver dans une position qui laissait peu à espérer pour la guérison.

» Depuis plusieurs jours, ils avaient cessé de prendre aucune espèce d'aliment. A l'état de pléthore, auquel la maladie donnait toujours lieu et qu'avait augmenté le genre de nourriture dont ces chevaux avaient fait usage, succéda bientôt une sorte d'anéantissement des forces. Il y avait faiblesse du pouls, décoloration de la conjonctive, froid du chanfrein et des extrémités, gêne extraordinaire dans les mouvements de la respiration, augmentée par la présence d'une multitude de boutons, de nature farcineuse, dans les deux narines. On observait des glandes très-volumineuses occupant les deux côtés de la ganache, et suivies de cordes farcineuses qui s'étendaient sur les joues.

» On ne remarquait point de farcin sur les autres parties du corps ; la maladie semblait s'être portée toute entière à la tête ; il y avait jetage, par les narines, d'une humeur glaireuse d'une teinte jaunâtre, d'une odeur fort désagréable. Le pouls était faible et concentré ; les déjections alvines étaient rares et d'une teinte noirâtre ; les urines étaient glutineuses, de couleur foncée.

» Telle était la position de ces deux chevaux lorsqu'ils me furent présentés.

» Cette position était tout à fait critique, et les moyens employés par le propriétaire étaient peu propres à apporter quelqu'amélioration à leur état. Placés dans une écurie, à côté de plusieurs bêtes à cornes, pour lesquelles l'emplacement était à peine suffisant, ces jeunes animaux avaient tout à la fois à lutter et contre la maladie et contre les moyens destinés à la combattre. Indépendamment de l'espace, qui était bien insuffisant pour des animaux chez qui la respiration était fort gênée, et qu'on avait ainsi restreint dans l'unique but de les faire transpirer, on avait encore eu la ridicule précaution de fermer exactement toutes les ouvertures de l'écurie, en sorte que ces animaux se trouvaient comme dans une étuve, ne respirant qu'avec peine, et donnant à chaque instant des signes de suffocation.

» Des ulcères très-multipliés, volumineux, obstruaient en quelque sorte l'orifice des naseaux ; leur chute, soit qu'elle arrivât spontanément, soit qu'elle fût provoquée, laissait à découvert des fongosités blâfardes, des concrétions polypeuses qui semblaient ne devoir céder qu'à l'extirpation.

» Le traitement de ces deux poulains fut très-long, et présenta, pendant long-temps, peu de chances de succès. Les boutons farcineux qui existaient dans les narines prirent un accroissement tel, que la suffocation était imminente, lorsqu'un fait, auquel j'étais loin de m'attendre, et qui, je pense, offre peu d'exemples, vint changer l'ordre des choses et mettre fin au danger précité ; c'est la chute spontanée de la totalité de la cloison cartilagineuse. Cette chute, sorte de phénomène, arriva sans effusion considérable de sang.

» Depuis cette époque, le jetage par les narines diminua insensiblement et finit par disparaître. Il ne reste maintenant, des glandes, qu'un léger empâtement de la ganache, que la suppuration qui existe depuis quelque temps enlèvera, je pense, complètement. Quant au flux nasal, il a existé trois ou quatre jours encore après la chute de la cloison cartilagineuse ; il est maintenant tout à fait nul.

» Ces chevaux se rétablissent très-bien. Ils n'offrent à présent aucun symptôme qui doive donner des inquiétudes.

» Je pense avoir occasion de voir fréquemment ces deux chevaux ; je les observerai de très-près et rendrai compte, dans un prochain rapport, de leur état sanitaire. »

Influence du coït réitéré sur les voies urinaires.

Sous ce titre, M. Delflache relate une observation très-intéressante, que je transcris dans son entier.

« Un cheval entier, de gros trait, de l'âge de quatre ans, n'avait jamais été employé, jusqu'à cet âge, à d'autre usage qu'au labour. Sa stature colossale, sa belle conformation comme cheval de trait, suggérèrent au propriétaire la pensée de lui faire faire le service de la monte. Il commença en effet, en février 1839, ce service comme étalon rouleur, sous la conduite d'un homme peu entendu dans le métier. Ses belles qualités d'étalon devaient nécessairement lui procurer plus de besogne que son âge ne lui permettait d'en faire. Aussi l'inexpérience de son conducteur ne pouvait manquer tôt ou tard de lui devenir funeste : les ménagements qu'il est indispensable d'avoir pour de jeunes chevaux débutant dans ce service, ne furent nullement observés, et au lieu de lui accorder un saut, rarement deux par jour, on alla jusqu'à lui donner, très-souvent, cinq et six juments dans l'espace de vingt-quatre heures.

» Très-prolifique, comme le sont généralement les étalons de cette espèce, ce cheval, que du reste on nourrissait très-bien, semblait acquérir plus de vigueur à mesure qu'on lui augmentait le nombre de saillies. Cette vigueur ne se ralentit point pendant l'espace de deux mois, et aurait sans doute continué, sauf épuisement, jusqu'à la fin de la monte, c'est-à-dire jusqu'au mois de juillet, époque de la cessation du travail chez les rouleurs, si des accidens, qui sont la conséquence ordinaire de l'abus du coït, n'étaient survenus pour prévenir son conducteur qu'il était temps de suspendre ses opérations.

» Un engorgement considérable des testicules, accompagné de chaleur, douleur et d'œdème, se manifesta; le fourreau, quoique fort engorgé, laissait encore un passage libre à la verge, qui, jusque-là, n'offrait aucune altération apparente, et n'était pas moins apte à entrer en érection : mais, outre que l'entromission de cet organe dans le vagin devenait pénible et difficile pour l'étalon, les approches et le moment de l'éjaculation étaient tellement douloureux, que celui-ci était forcé d'abandonner la jument avant d'avoir parachevé l'acte du coït.

» Force fut au conducteur de cesser le service de la monte, tant pour les dangers qu'avait à encourir son étalon, que parce que les saillies, si mal faites, donnaient peu d'espoir d'obtenir des produits.

» Il fut alors reconduit au propriétaire. Comme ce cheval buvait et mangeait comme dans l'état de santé, que les fonctions digestives n'étaient nullement dérangées; que rien, en un mot, ne dénotait un état maladif, mais seulement des douleurs locales, le propriétaire pensa que l'affection se bornait à une sorte d'épuisement qu'on pouvait facilement réparer par le repos, et que cette altération des fonctions génitales ne devait être que temporaire. Il se borna, en conséquence, à diminuer la nourriture du cheval et à l'éloigner de tout ce qui pouvait exciter des désirs, qu'il se trouvait pour le moment dans l'impossibilité de satisfaire.

» Tous ces moyens étaient propres, à la vérité, à éteindre, ou du moins à diminuer la surexcitation des organes génitaux, mais insuffisants pour amener à bonne fin une affection qui, bientôt, devait prendre les plus fâcheux caractères.

» La position de ce cheval demeura à peu près stationnaire pendant près de deux mois, si on excepte pourtant qu'il mangeait moins qu'à l'ordinaire, et qu'il avait perdu un peu de sa gaîté accoutumée, lorsqu'il fut tout-à-coup atteint de douleurs abdominales très-violentes, qui engagèrent le propriétaire à réclamer de l'art des secours qu'il aurait dû demander plus tôt. Je fus appelé pour lui donner des soins. Les coliques étaient violentes et paraissaient avoir, et avaient en effet, leur siège unique sur les voies urinaires. Il se campait fréquemment pour uriner, et ce n'était qu'après des efforts inouis qu'il parvenait à expulser une petite quantité d'urine, dont la teinte brunâtre et l'odeur piquante indiquaient un long séjour dans la vessie.

» Information prise, je sus que depuis long-temps ce cheval urinait avec beaucoup de difficulté, et qu'en urinant il éprouvait bien quelque douleur, mais que les souffrances cessaient toujours aussitôt que cette opération était terminée.

» De larges et copieuses saignées firent cesser presqu'à l'instant les coliques, et auraient sans doute suffi pour terminer heureusement le traitement, si la cause qui leur avait donné lieu n'avait pas été de nature à rendre infructueux tous les moyens possibles.

» Je ne tardai pas à m'apercevoir que l'extrémité du canal de l'urètre présentait sur la membrane muqueuse un épaississement considérable, de nature lardané. L'introduction, dans le canal, d'une sonde de gomme élastique, que je pratiquai avec beaucoup de peine, quoique j'eusse pris préalablement les précautions nécessaires pour la rendre plus facile, me confirma dans l'opinion que j'avais d'abord, que tout le conduit urétral était en partie obstrué par l'épaississement de la muqueuse ; je prévis alors que de nouvelles coliques ne tarderaient pas à se représenter, et que, tôt ou tard, le cheval finirait par y succomber. C'est ce qui, en effet, arriva quinze jours après.

» L'autopsie cadavérique de ce cheval me fit connaître, ainsi que je l'avais prévu, l'obstruction presque complète du canal, obstruction telle, que je ne pouvais, sans produire de déchirement, y introduire la plus petite sonde. Le col de la vessie était du volume d'un œuf de dinde, et présentait les mêmes désordres organiques que la membrane muqueuse de l'urètre; les parois de la vessie étaient singulièrement distendus, le fond était frappé de gangrène.

» La substance des reins était ramollie: on remarquait dans le rein gauche un abcès assez considérable, qui contenait une humeur puriforme et un peu de sang coagulé. Les organes contenus dans les cavités abdominale et thorachique, n'offraient que les désordres qui sont les résultats ordinaires de la mort. »

M. LOISET, médecin-vétérinaire du département.

Indépendamment des faits qui se rapportent aux maladies dominantes en 1839, et qui ont été exposés dans la première partie de ce résumé, j'ai recueilli un grand nombre d'observations qui mériteraient de trouver place ici; elles sont relatives, 1.° aux fistules urinaires congéniales; 2.° aux effets pernicieux de la poussière et des vapeurs saturnines sur les chevaux employés dans les fabriques de céruse; 3.° au tétanos; 4.° à la fracture de la mâchoire inférieure; 5.° à la luxation incomplète des vertèbres cervicales; 6.° à la fibro-chondrite plantaire, maladie non encore décrite par les pathologistes; 7.° à la rupture, et accessoirement aux usages du muscle péronéo-calcanéen; 8.° à un grand nombre de lésions des membranes séro-synoviales, dont l'histoire est omise dans nos cadres nosologiques, etc., etc.

Mais l'espace restreint dont je puis disposer ne me permet point d'aborder, cette année, les détails de ces observations;

je me bornerai donc à relater ici, 1.° un cas de cancer de l'œil; 2.° un autre cas de strabisme, et je terminerai par l'analyse d'un mémoire que j'ai adressé à la société royale et centrale d'agriculture, sur la synovite sésamoïdienne, mémoire qu'elle a daigné honorer de son suffrage.

Cancer de l'œil.

Si on consulte avec soin tout ce que les pathologistes vétérinaires ont écrit sur le carcinôme de l'organe de la vision et sur les moyens thérapeutiques qu'il réclame, on est étonné de reconnaître combien la science est pauvre de matériaux sur cette lésion, et on conçoit toute l'utilité de combler cette lacune. Solleysel et les autres hippiatres se taisent complètement sur l'existence du cancer oculaire. Fromage de Feugré est le premier, parmi les vétérinaires, qui mentionne avoir extirpé un œil squirrheux dans une chienne, mais sans signaler le mode opératoire. MM. Husard fils et Vattel passent également sous silence tout ce qui concerne cette affection; et Hurtrel d'Arboval, après avoir déclaré qu'elle est très-rare, en donne une description (qu'il aura sans doute empruntée à l'ouvrage de M. Leblanc), mais en reconnaissant qu'aucun procédé opératoire n'a été décrit pour la combattre dans les animaux. Ces circonstances sont de nature à donner quelqu'intérêt à l'histoire du fait pathologique suivant.

Le 25 Juin 1839, un cheval hongre, de quatre ans, me fut amené par un jeune praticien de Nomain, qui, depuis environ trois mois, lui avait donné des soins pour une affection de la cornée transparente de l'œil droit; cette membrane, après s'être vivement enflammée, avait acquis une grande épaisseur, qui lui faisait faire une forte saillie en dehors de l'orbite; progressivement elle était devenue rouge, fongueuse, inégale, et malgré l'usage des moyens les plus énergiques, et notamment des collyres caustiques, le mal avait toujours continué de cheminer et de se propager aux divers tissus composant le globe oculaire. Désespérant alors d'en obtenir la guérison sans opération, et jugeant celle-ci dangereuse, il conseilla au propriétaire de recourir à ma vieille expérience.

Quand il me fut présenté, le cheval avait l'œil dans l'état suivant: exophtalmie douloureuse, qui rendait impossible l'occlusion des paupières; le bulbe oculaire, dans toute sa portion accessible à la vue, transformé en une masse charnue, molle, fongueuse et à surface inégale, d'où s'écoulait une matière ichoreuse et fétide: aucune réaction n'accompagnait cette lésion; l'animal était en parfait état d'embonpoint, mangeait bien, et aurait pu continuer un bon service, si les douleurs locales ne l'eussent pas rendu incommode et difficile pour l'attelage.

La nécessité de l'extirpation de l'œil carcinomateux ne pouvait être douteuse; il s'agissait donc de choisir le mode opératoire : devait-on, dans l'absence de tout précepte contenu dans nos manuels opératoires sur ce sujet, recourir aux procédés adoptés par la chirurgie de l'homme, et suivre l'avis d'Hurtrel d'Arboval, qui conseille la méthode décrite par Louis ? ou bien était-il préférable, attendu les différences anatomiques qui existent dans l'organe de la vision, considéré dans l'homme et dans le cheval, d'improviser un mode d'opération approprié tout à la fois aux exigences du mal et aux dispositions anatomiques des parties sur lesquelles on devait agir ?

J'ai pensé que ce dernier avis devait prévaloir, et qu'on pouvait, à ce procédé, qui consiste à *diviser l'angle externe des paupières, pour plonger ensuite entre celle-ci et l'œil le bistouri droit, afin de diviser la conjonctive, le petit oblique; puis successivement, à l'aide de ciseaux courbes, les muscles droits, le nerf optique, le grand oblique, et enfin à exciser la glande lacrymale;* j'ai pensé, dis-je, qu'on pouvait en substituer un plus simple et plus expéditif, et qui garantisse mieux, en même temps, les parties qu'il importe de ménager. Ayant abattu et fixé convenablement l'animal, je fis maintenir la paupière supérieure à l'aide de deux érygnes plates, et saisir le corps clignotant avec l'érygne ordinaire; puis, plongeant une feuille de sauge simple entre ce corps et l'orbite, je divisai d'un seul coup la conjonctive, le grand oblique, les cinq muscles droits et le nerf optique; l'œil et la paupière nasale, alors attirés au dehors par l'effet de la traction de l'érygne, n'adhéraient plus que par un large lambeau de la conjonctive et par le petit oblique, qui furent divisés par un second coup de feuille de sauge. Cette opération, exécutée en moins de temps que je n'en ai mis à faire cette courte description, n'a pas laissé échapper une seule goutte de sang; la direction de mon instrument ne permettait pas, en effet, d'atteindre l'artère sourcilière qui, seule, dans l'orbite, possède un volume suffisant pour donner naissance à une hémorrhagie incommode. Cette direction avait en outre l'avantage de faire éviter de heurter, avec le tranchant de l'instrument, les lames osseuses fort minces qui séparent le fond de l'orbite du crâne, et de ménager en même temps les cordons nerveux qui traversent ces lames; tandis que, dans le mode opératoire préconisé par Hurtrel d'Arboval, il eût été difficile de se prémunir contre ces inconvénients.

L'organe extirpé avait éprouvé de grandes et profondes désorganisations: la cornée, l'iris, la choroïde, la rétine, l'hyaloïde, les humeurs cristalline, vitrée et aqueuse, ainsi que les deux tiers antérieurs de la sclérotique, étaient transformés et remplacés par une masse rouge, éminemment vasculaire, de consistance pulpeuse, s'écrasant avec la plus grande facilité sous le doigt, et dans laquelle il était impossible de reconnaître aucune trace de l'organisation primitive.

L'opération ainsi terminée, je m'assurai qu'aucune lésion n'existait plus dans la cavité orbitaire, et j'appliquai un appareil fort simple, composé de quelques bourdonnets, maintenus par un bandage carré, fixé aux diverses parties du licol par ses quatre angles. Aucun trouble fonctionnel n'ayant suivi l'opération, le cheval, après avoir séjourné deux jours dans mes écuries, fut reconduit chez son propriétaire, pour les soins être continués par le jeune vétérinaire qui avait traité le mal dès son principe.

Comme suite inévitable de l'extirpation de l'œil, il y avait à considérer la difformité qui devait en résulter, et les causes variées d'irritation auxquelles la cicatrice serait incessamment soumise : l'application d'un œil artificiel, ou l'emploi d'un bandage permanent mis en usage, dans des cas semblables, chez l'homme, ne pouvait recevoir ici d'application ; j'ai donc pensé qu'un seul palliatif existait à la disposition du vétérinaire, c'était de voiler la difformité, en déterminant, par la suture entortillée, l'adhésion des paupières : l'intention de mettre en pratique cette idée, rendant inutile l'excision de la glande lacrymale, me l'avait fait omettre à dessein dans l'opération, certain que j'étais que cette glande tomberait dans l'atrophie, ou que, dans le cas contraire, les voies lacrymales qui restaient libres et saines pourvoiraient à l'écoulement des produits de sa sécrétion ; ces prévisions ont, en effet, été réalisées, la suture des paupières, pratiquée vingt jours après l'opération, a eu tout le succès qu'on pouvait en attendre, et l'épiphora ne s'est point montré.

Strabisme.

Une fort jolie jument de selle et de cabriolet, appartenant à M. A. Delebeck, distillateur, à Lille, m'a présenté un fait extrêmement curieux de strabisme ; je le consigne d'autant plus volontiers ici, que je ne connais aucune observation analogue faite en médecine vétérinaire, et que, d'ailleurs, le strabisme est désigné par nos pathologistes comme n'existant pas dans les animaux.

D'abord je ferai remarquer que, dans les espèces domestiques, les axes visuels ne sont point parallèles, qu'ils sont très-notoirement divergents, et que, conséquemment, il serait fort inexact de dire, avec un grand nombre d'auteurs, que ce vice des organes de la vision consiste dans le défaut de parallélisme des axes visuels. Dans la jument dont il est ici question, l'œil droit avait sa direction normale, tandis que l'œil gauche, porté en haut et du côté externe de l'orbite, présentait une sorte d'éclipse partielle de la cornée lucide qui se dérobait sous la paupière supérieure ; par contre, le bulbe de cet œil laissait apercevoir, vers la paupière inférieure, une bande blanche semi-lunaire, qui n'était autre que la sclérotique revêtue de la conjonctive. En observant avec attention, on remarquait, en outre, que les ellipses, décrites par les bords de la pupille et de la cornée lucide, avaient cessé d'être transversales, et leur inspection démontrait qu'un mouvement de rotation avait entraîné le globe oculaire sur lui-même, d'environ un quart de circonférence.

Quand le regard se portait fixement sur un point quelconque, l'œil strabite se déviait encore plus et portait le mouvement de rotation au-delà du point que je viens de désigner. Du reste, les yeux de la jument étaient beaux, saillants et d'une grande vivacité d'expression ; aussi peindrais-je difficilement la singularité, la bizarrerie que le strabisme imprimait à sa physionomie. Il me suffira de faire remarquer que le manque de concordance dans les axes visuels produit chez l'homme des changements relativement moins marqués que chez le cheval, puisque, dans ce dernier, les déviations dont il s'agit rendent visible une portion notable de la sclérotique, qui, dans l'état normal, n'est pas sensiblement aperçue, tandis que chez le premier elle reste toujours, et dans tous les cas, fort apparente.

J'ignore si le vice était congénial, ou s'il était acquis depuis la naissance ; ce qui est positif, c'est qu'il n'a pas subi le moindre changement pendant les deux ans que M. Delebeck a conservé sa jument, ni exercé la moindre influence sur le service qu'on réclamait de celle-ci; aussi, n'a-t-on pas même songé à lui opposer les ressources fort incertaines de l'art. Quant à la cause organique du mal, il est vraisemblable qu'elle résidait dans la trop grande énergie du petit oblique, et peut-être aussi dans le déplacement du point d'insertion du nerf optique.

Extrait d'une notice sur la synovite sésamoïdienne dans le cheval.

Parmi les lésions si nombreuses et si variées qui sont le triste partage des animaux, il en est peu qui soient si obscures et qui créent aussi fréquemment des embarras et des difficultés au praticien, que celles qui déterminent les claudications chroniques dites de vieux mal. Considérées par la loi du 20 Mai 1838, et décrites par les auteurs comme si elles constituaient des maladies réelles, ces claudications ont, jusqu'ici, été mal étudiées et plus mal définies encore; cependant, il est bien temps enfin que, restituant au groupe de symptômes qu'on appelle de ce nom la seule valeur que la raison puisse lui faire accorder, on admette en principe que toujours, et dans tous les cas, il n'est que l'expression du mal, et non le mal lui-même; qu'il y a, entre ces deux choses, la même différence et la même relation que de l'effet à la cause, et qu'enfin il devient d'une indispensable nécessité de rattacher, par de studieuses investigations, ce point de séméiologie aux diverses altérations organiques d'où il procède : mais cette réforme, tout impérieuse qu'elle soit, présente dans son exécution les plus graves difficultés; il ne suffit pas, en effet, de suivre scrupuleusement les phases diverses d'un ensemble de symptômes dont les variations se font sentir avec une excessive lenteur;

il faut encore, et par-dessus tout, pouvoir découvrir, à l'aide de nombreuses autopsies, quels sont les organes lésés, d'où s'échappent ces témoignages de souffrance, et constater en outre les altérations diverses qu'ils ont subies; or, les occasions de soumettre ces claudications à la puissance des examens nécroscopiques sont excessivement rares; ce n'est que de loin en loin qu'une longue et laborieuse pratique permet de recueillir des faits isolés, qui ne peuvent devenir féconds et importants que par leur nombre et leur concordance.

Convaincu de la vérité de ce qui précède, j'ai, depuis vingt ans, accumulé une multitude de faits qui, progressivement, sont venus se grouper naturellement et sans efforts autour de quelques déductions nouvelles pour la science. J'aurais voulu pouvoir réunir la plupart d'entr'eux et les coordonner systématiquement; mais les soins d'une clientèle étendue ne me permettent que de trop rares loisirs pour entreprendre un tel travail; j'ai dû me borner, pour le moment, à ne faire usage que des matériaux relatifs à l'inflammation de la synoviale du petit sésamoïde, affection qui fait le sujet d'une notice adressée et accueillie en Août 1838, par la société royale et centrale d'agriculture, et qui, depuis cette époque, s'est enrichie des travaux de M. Turner, savant vétérinaire anglais, qui l'a considérée dans un point de vue essentiellement différent du mien, mais qui relate avec beaucoup d'exactitude et de vérité les lésions nécroscopiques qu'elle détermine.

Élaguant quelques détails et supprimant les nombreuses observations qui sont, en quelque sorte, les pièces à l'appui de cette notice, je vais transcrire ici ce qu'elle contient de plus substantiel sur l'état morbide de la coulisse sésamoïdienne.

La lésion pathologique dont il s'agit me paraît justifier la dénomination de synovite sésamoïdienne que j'ai placée en tête de cet article : je ne pense pas que les altérations des fibres tendineuses, du cartilage d'encroûtement, des premières couches osseuses ou du tissu cellulaire, concomitantes avec celle de la synoviale, soient des objections sérieuses contre cette appellation, ni que ces complications doivent nécessairement être exprimées par le terme nosologique que j'ai dû proposer.

Cette affection, infiniment plus commune qu'on ne pourrait le supposer, est soit confondue, soit vaguement désignée par les expressions d'*épaules froides*, d'*épaules chevillées*, d'*écart*, de *faux écarts*, d'*encastellure*, de *pieds cerclés*, de *pieds serrés*, de *claudications* de *vieux mal* et autres, qui appartiennent à la nomenclature barbare du maquignonage et de la forge qui déshonore encore la science vétérinaire.

Souvent faible et obscure à son début, elle n'est signalée à l'attention de l'homme de l'art que lorsqu'elle a fait des progrès qui en rendent la guérison plus difficile et plus incertaine : d'ailleurs, la fausseté du diagnostic qu'elle provoque dans l'état actuel des connaissances pathologiques, met dans l'impossibilité d'établir toute base rationnelle de traitement, et concourt par conséquent à en rendre l'incurabilité plus fréquente, ou pour mieux dire presque constante.

Les extrémités antérieures sont bien plus fréquemment atteintes de *synovite sésamoïdienne*, que les extrémités postérieures ; elle y cède aussi plus difficilement aux moyens thérapeutiques destinés pour la combattre, et entraîne des résultats plus graves, relativement au service qu'on peut encore retirer des chevaux qui en demeurent tarés.

Les symptômes qui décèlent cette lésion synoviale varient en raison de l'époque relative de son existence, suivant son intensité, ses complications, et enfin selon qu'elle attaque un seul pied, l'un des bipèdes antérieur ou postérieur, ou les quatre extrémités à la fois.

Dans son état de plus minime gravité, l'affection n'entraîne pas de claudication : l'animal, étant au repos, soulève fréquemment et douloureusement le membre malade, le porte en avant en fléchissant légèrement les articulations digitales, afin sans doute de relâcher la corde tendineuse du perforant, dont la pression sur le petit sésamoïde occasionne une sensation pénible; l'ongle est chaud dans toute son étendue, il devient sec, se resserre insensiblement vers les quartiers et les talons; des cercles plus ou moins prononcés se détachent successivement de la *couronne* et finissent par sillonner toute l'étendue de la *paroi ;* la fourchette se *rapetisse*, semble s'*amaigrir*, en même temps que son tissu corné acquiert une grande dureté ; la face plantaire du pied, suffisamment *parée* pour qu'elle cède à la pression, signale une sensibilité vague qui s'étend dans tous ses points. La marche de l'animal indique une gêne d'autant plus marquée que le sol sur lequel on l'exerce est plus dur; il recherche avec avidité la partie la plus unie et la plus douce de la route, se fatigue plus promptement, et laisse apercevoir après une aggravation des symptômes locaux mentionnés.

A un degré plus élevé, la *synovite sésamoïdienne* est accompagnée de *boiterie* : celle-ci, plus marquée à la sortie de l'écurie, s'affaiblit graduellement à mesure que l'exercice se prolonge, et finit souvent par s'effacer plus ou moins complètement pour reparaître de nouveau, avec accroissement d'intensité, après le repos; l'étendue des mouvements du membre atteint ne paraît pas moindre que dans l'état normal, mais la flexion des rayons supérieurs, et particulièrement du carpe sur le métacarpe, semble un peu diminuée; le *poser* se fait avec précaution et une sorte d'hésitation; l'animal donne des signes de douleur, à la moindre inégalité du sol, lorsque l'appui qu'il cherche est imparfait, ou lorsqu'il y a heurt contre les aspérités du terrain.

C'est surtout lorsque les deux membres antérieurs sont affectés de cette maladie que la progression prend un caractère éminemment remarquable : au pas, une raideur plus ou moins marquée semble s'être emparée de ces extrémités et avoir diminué les mouvements partiels de flexion appartenant à chacun de ses rayons. Pendant l'exercice au trot, ce symptôme devient encore plus saillant; la projection du membre en avant se fait tout d'une seule pièce; le sabot *rase le sol*, l'animal prend appui avec précaution, évite toute commotion pénible, en posant d'abord la *pince* et en écartant soigneusement la surcharge des *talons :* dans cet état, la marche embarrassée et hésitante du cheval semble se faire *sur des épines ;* toutes les saillies solides, toutes les inégalités dures que rencontre le pied sur le sol lui communiquent une sensation de souffrance.

Arrivée à un plus haut degré d'intensité, lorsque surtout elle a déterminé de profondes altérations organiques, la synovite sésamoïdienne rend les allures difficiles, laborieuses et interrompt forcément toute espèce de service. La progression prend alors quelques traits des caractères qui distinguent celle des chevaux fourbus; mais elle conserve pourtant des signes qui ne permettent point de confondre les deux maladies : dans l'une et l'autre des *affections*, les pieds sont douloureux et la marche pénible; il y a pourtant cette différence essentielle, que dans la *fourbure*, l'appui se fait particulièrement sur les *talons* et la *fourchette*, tandis que dans la *synovite naviculaire*, l'appui a plus spécialement lieu en *pince*. La raison physiologique de cette différence réside sans doute en ce que, dans le premier cas, la corne des *talons* et de la *fourchette*, plus flexible et plus molle, comprime moins le tissu sous-ongulé phlogosé que les autres régions du sabot, et rend conséquemment l'appui sur ces parties plus facile et moins dolent ; dans le second cas, au contraire, l'extension complète de la région digitée nécessaire pour l'exécution du *poser* précédent entraînerait une compression douloureuse sur la *vésicule synoviale* malade, circonstance que l'animal évite soigneusement en *posant* et appuyant en pince.

Infiniment plus rare dans les extrémités postérieures que dans les membres thoraciques, la maladie dont il s'agit s'y dévoile par des symptômes moins caractéristiques : au repos, le cheval tient souvent la jambe à demi levée, ne prenant appui sur le sol que par la *pince* du pied, et ce, soit sur la même ligne, soit en arrière de l'autre membre ; au pas, et surtout au trot, l'extrémité malade *pique très-obliquement le sol avec la pince,* tandis que le pied opposé pose sensiblement à plat. Les signes purement locaux de la lésion sont du reste identiquement les mêmes que dans les membres antérieurs.

Dans les faits nombreux offerts par ma longue pratique, je n'en ai trouvé que trois qui fussent relatifs à des chevaux dont les quatre extrémités étaient en proie à la synovite sésamoïdienne. La locomotion, dans ce cas, est un acte excessivement laborieux, qui ne s'accomplit que par des efforts qui épuisent promptement l'animal ; elle semble s'exécuter à l'aide de pieux inflexibles qui supporteraient le tronc ; tout service est alors impossible. Le cheval reste presque constamment couché, mange peu, se déforme par une maigreur qui s'accroît progressivement, et termine ordinairement une vie désormais inutile et toute de souffrance par le fer de *l'équarisseur.*

Les liens sympathiques qui unissent toutes les parties du système synovial se révèlent fréquemment par des phénomènes pathologiques, sur lesquels j'aurai plus d'une occasion de revenir ; il me suffira de dire ici que la synovite de la vésicule naviculaire se complique parfois de celles des *gaînes phalangienne, métacarpienne* ou *mécatarsienne,* et quelquefois aussi de la lésion dans les *capsules articulaires* de la *couronne,* du *boulet,* du *genou* ou du *jarret.* Je renvoie, quant à la description de ces complications, à l'histoire particulière de chacune de ces affections, que je me propose de publier incessamment.

Terminaisons.

Quand la maladie n'est pas trop ancienne, qu'elle n'a pas encore établi des altérations profondes dans la coulisse qui en est le siège, il n'est pas rare que ses symptômes disparaissent subitement pour se montrer avec des modifications plus ou moins marquées dans un autre membre et y accuser l'inflammation soit de la même synoviale, soit de toute autre synoviale articulaire ou tendineuse.

La résolution est l'issue la plus heureuse, mais non la plus fréquente, de cette phlegmasie : jusqu'ici elle a dû être plutôt spontanée que le résultat de combinaisons thérapeutiques, dirigées au hasard et contre d'autres lésions purement hypothétiques : sa marche est d'une remarquable lenteur ; elle est parfois interrompue par de légères récidives, et laisse généralement après elle une sensibilité vague dans le sabot.

Quelle que soit l'intensité du mal, sa terminaison la plus habituelle consiste dans le passage à l'*état chronique;* alors sa durée est illimitée ; tantôt il demeure indéfiniment stationnaire, d'autres fois il éprouve des exaspérations plus ou moins fortes et rapprochées dans ses symptômes ; enfin, lorsque plusieurs membres en sont atteints avec gravité, le cheval reste souvent couché ; il ressent, après un exercice plus prolongé que de coutume, des réactions inflammatoires qui le plus fréquemment se montrent sous la forme de la *fourbure*, et plus rarement en revêtant les caractères de la pleurite, de la pneumonite, de la péritonite, de l'entérite, et qui, plus ou moins répétés, finissent par développer le *farcin* ou la *morve.*

Enfin, sous l'influence de certaines causes, l'état maladif décrit change quelquefois son type sub-inflammatoire pour prendre le caractère très-aigu sous lequel je l'envisagerai plus loin.

Causes.

Les chevaux soumis à un travail journalier, ceux d'un

tempérament robuste, que n'a point affaibli l'oisiveté, sont moins exposés à cette affection que ceux chez lesquels la recherche dans les soins hygiéniques a fait perdre l'habitude et l'aptitude de résister aux intempéries et à la fatigue.

Deux conformations différentes et opposées constituent dans le sabot des prédispositions au mal : les pieds *étroits, serrés* et *hauts des quartiers et des talons*, en sont, ainsi que ceux *plats* et à *talons bas* et *faibles*, plus fréquemment atteints que les autres.

Une remarque pratique, que je dois signaler ici, c'est que les affections synoviales, et particulièrement celle de la coulisse naviculaire, sont souvent précédées de maladies inflammatoires de la poitrine, ou accompagnées de phlegmasies chroniques des viscères abdominaux, et particulièrement de *péritonite partielle.*

On la voit aussi se développer sur un certain nombre de chevaux qu'on émigre du Nord pour les importer en France. L'usage de leur couper les crins des membres, et de leur faire ce qu'on nomme la toilette, paraît contribuer à son développement.

Elle est fréquemment le résultat de la ferrure, surtout dans les jeunes chevaux chez lesquels on *pare* imprudemment trop les pieds pour y appliquer les premières armures artificielles.

Elle naît encore à la suite des courses forcées, lorsque les chevaux, tout en sueur, sont exposés à des courants d'air froid ; ou bien elle succède à quelques lésions de parties contenues et enveloppées par l'ongle, telles que les *bleimes*, la *sole battue ;* ou lorsqu'on supprime subitement le suintement qui caractérise la *fourchette échauffée* ou *pourrie.*

Les écuries basses, humides, mal aérées et mal éclairées, paraissent aussi concourir au développement de cette synovite, et il est probable que le climat froid et fangeux des contrées du Nord est également favorable à sa production.

Nécroscopie.

Convaincu que les progrès qu'on est en droit d'attendre de nos connaissances pathologiques, sont intimement liés à l'étude de toutes les altérations organiques qui constituent la cause directe et immédiate des maladies, je n'ai rien négligé pour recueillir avec un soin minutieux tout ce qui intéresse l'*anatomie morbide* de la *synovite sésamoïdienne.*

Dans les autopsies très-rapprochées de l'invasion de la maladie on constate que l'injection des vaisseaux qui, du pourtour, se portent en rampant sous et vers la vésicule sésamoïdienne, constitue le premier désordre morbide; des vestiges d'arborisations rouges se produisent en même temps, ou dans un temps très-rapproché, dans le tissu et sur la surface libre de la synoviale, et ce dans les parties qui revêtent l'os naviculaire et l'aponévrose plantaire. Plus tard, quelques taches, quelques marbrures rougeâtres, se produisent sur des points indéterminés de la membrane, mais plus particulièrement vers ses replis antérieurs ou postérieurs; en soulevant, à l'aide d'un instrument très-pointu, la synoviale, on reconnaît que ces maculatures n'intéressent d'abord que la fibre de cette membrane, qui, généralement, a acquis une épaisseur plus considérable dans tous ses points : tous les autres tissus, à l'exception du précédent et du tissu cellulaire ambiant qui se trouve parfois infiltré, sont, dans la première période du mal, dans un état d'intégrité à peu près parfait.

A une époque plus avancée, les traces de rougeur sont disparues ou affaiblies; les lames du sac synovial ont acquis plus d'épaisseur et moins de transparence; la face plantaire du petit sésamoïde présente des granulations fines et plus ou moins nombreuses, blanches, opaques, d'un très-faible volume et disposées par groupes sur la partie moyenne et saillante de cette surface. Ces granulations qui pénètrent et s'impriment dans la portion correspondante de l'aponévrose plantaire, ne restent pas stationnaires ; elles s'accroissent lentement, se rapprochent par l'effet de leur augmentation de volume, forment saillie, déforment la portion de surface sur laquelle elles ont leur siége, et plus tard se confondent, constituent une seule masse oblongue ou ovalaire, dans laquelle le cartilage d'encroûtement a été résorbé et les couches superficielles osseuses dilatées et plus ou moins ramollies. Dans cet état la lésion forme une tache d'un rouge foncé et saillante, qui transpare sur la couleur laiteuse et luisante du reste de la surface sésamoïdienne. Avec le temps cette tuméfaction s'affaisse, se déprime et finit par se transformer en une excavation à bords plus ou moins tranchants.

Une circonstance qu'il importe de signaler ici, parce qu'elle se traduit *dans le vivant* par des effets symptômatiques plus marqués, c'est que les bords de ces excavations, toujours taillés à pic, sont bien plus tranchants dans certains cas que dans d'autres, et que les altérations qu'elles déterminent dans l'aponévrose plantaire, sont en proportion avec les obstacles qu'ils présentent au libre frottement des surfaces de la coulisse.

Les adhérences compliquent assez fréquemment les lésions précédentes ; elles sont ou *filamenteuses* ou *fibreuses ;* les premières, toujours moins graves et susceptibles d'une résorption plus ou moins complète, ressemblent à des flocons albumineux filiformes et concrets, qui se sont attachés par leurs extrémités aux deux surfaces *frottantes* de la coulisse. Les adhérences *fibreuses* sont au contraire courtes, très-serrées ; leur implantation a lieu souvent dans le centre anfractueux des excavations, et semble se faire à l'aide de faisceaux plus ou moins forts des fibres de l'aponévrose plantaire elle-même : tout concourt à démontrer qu'elles sont indestructibles durant la vie.

Ainsi que j'ai déjà eu l'occasion de le dire, l'épanouissement du tendon perforant participe aux altérations de l'os naviculaire ; sa surface de contact avec cet os est striée, parsemée de sillons longitudinaux plus ou moins profonds, qui ne sont que l'empreinte et la représentation des inégalités sésamoïdiennes signalées ci-dessus ; ses fibres, d'un blanc laiteux à l'état normal, deviennent ternes, jaunâtres, et quelquefois même d'une nuance *rousse* plus ou moins marquée.

Le tissu cellulaire qui soutient les replis du sac membrano-séreux dont il s'agit, n'est un peu abondant qu'entre celui-ci et la poche synoviale constituant la gaîne tendineuse phalangienne, ou dans sa portion qui recouvre les productions ligamenteuses unissant le bord antérieur de l'os naviculaire avec l'os du pied ; c'est aussi dans ces points que le tissu lamineux se présente parfois infiltré d'une sérosité roussâtre, sanguinolente ou gélatiforme.

En résumé, l'anatomie morbide de la synovite sésamoïdienne réside dans les altérations suivantes :

<table>
<tr><td>Tissu synovial....</td><td colspan="2">Rougeurs, maculatures.
Épaississement, perforation.</td></tr>
<tr><td>— cartilagineux.</td><td>Granulations.
Résorption.</td><td rowspan="3">Adhérences
anormales
à
brides
filamenteuses
ou
fibreuses.</td></tr>
<tr><td>— osseux.....</td><td>Épaississem.t partiel.
Ramollissement, affaissement ; excavations anormales très-remarquables.</td></tr>
<tr><td>— tendineux....</td><td>Stries, sillons, épaississement, altération de couleur.</td></tr>
<tr><td>— cellulaire....</td><td colspan="2">Infiltrations séreuse ou séro-sanguinolente et quelquefois gélatiforme.</td></tr>
</table>

Diagnostic.

Quelque difficile qu'il soit de porter un jugement rationnel sur l'état des lésions profondes et si peu connues que celles qui constituent la maladie dont il s'agit, il me paraît utile de consigner ici quelques remarques qui serviront de première base au diagnostic.

Ainsi que j'ai déjà eu occasion de le dire, il est presqu'impossible d'obtenir, par des renseignements commémoratifs, la date précise de l'invasion de la maladie, élément pourtant bien précieux du diagnostic; mais on pourra consulter, pour sa détermination, la chronologie du mal, écrite, pour ainsi dire, sur la paroi, par la série de cercles précédemment signalée : la régénération de la muraille en pince ayant une durée d'environ un an, il sera toujours facile, en constatant le point où sont descendus les premiers cercles, d'en déduire l'époque où les causes qui les ont produits ont commencé leur action.

En général, la marche des lésions de cette synovite se fait avec une remarquable lenteur; aussi peut-on avoir la certitude à peu près complète, que dans les trois premiers mois de leur existence, elles n'ont pas encore produit, dans les tissus, une altération organique assez profonde pour devoir donner à la maladie le caractère d'incurabilité.

Le degré d'intensité des symptômes, combiné avec leur durée depuis l'invasion, fournit des présomptions généralement assez justes sur l'état des lésions morbides de la maladie : c'est ainsi qu'on peut tirer, avec certitude, les déductions suivantes : 1.° lorsque le mal existe sans claudication sensible, il n'y a jamais, quelle que soit sa durée, d'adhérences soit filamenteuses, soit fibreuses : on rencontre parfois des excavations morbides, mais elles n'ont, dans ce cas, jamais lésé l'aponévrose plantaire; 2.° quand des intermittences et des rémittences se montrent dans la claudication provenant de la synovite sésamoïdienne, et que celle-ci est déjà ancienne, on doit juger que des excavations profondes existent, et que par les frottements l'aponévrose plantaire en a reçu des atteintes marquées ; 3.° quand, enfin, la claudication est permanente, qu'elle est très-ancienne et que son intensité est grande, on peut et on doit supposer que des adhérences unissent, plus ou moins étroitement, le sésamoïde au perforant et que l'attache de ces brides a lieu dans les excavations de l'os naviculaire.

Traitement.

L'histoire des affections du système synovial tendineux est si peu connue dans la médecine de l'homme et dans celle des animaux, qu'il y aurait plus que de la témérité à oser tracer, dès à présent, des principes fixes de traitement : je me contenterai donc de relater successivement les effets que j'ai vu obtenir, ou que j'ai obtenus, par un certain nombre d'agents thérapeutiques essayés contre la synovite sésamoïdienne.

Dès le début, les symptômes locaux justifient suffisamment (que l'on connaisse ou non la maladie) l'emploi de la médication émolliente et des déplétions sanguines locales ; mais on doit sentir qu'en les supposant appropriées à la nature du mal, la profondeur de la lésion les rend, pour ainsi dire, inaccessibles à son action. Toutefois, son usage, ou peut-être le repos qui est son accessoire obligé, détermine généralement, et après quelques jours, une diminution sensible des symptômes, qu'on pourrait espérer devoir se continuer jusqu'à la guérison ; mais il n'en est rien, la persistance la plus infatigable dans l'usage de ces moyens laisse désormais la maladie dans un état stationnaire.

Les saignées locales, dites saignées en pince, paraîtraient devoir être applicables dans cette période de la maladie : l'emploi que j'en ai essayé a presque toujours été trop éloigné de l'invasion pour que le peu de succès que j'en ai obtenu soit un motif de proclamer l'inefficacité de ce moyen antiphlogistique ; je me propose d'en faire de nouveau l'essai à une époque plus rapprochée du début et de rendre compte des résultats.

Les astringents, soit qu'on les ait fait succéder aux émollients, soit que dès le début le choix ait porté sur eux, n'exercent qu'une action très-contestable et dans tous les cas beaucoup trop faible pour devenir une ressource réelle dans le traitement.

Les charges, les frictions irritantes d'huiles essentielles, de liniment et de savons ammoniacaux, faites sur les articulations phalangiennes ou dans des points plus éloignés (autour de l'épaule pour prétendus écarts), déterminent parfois une révulsion heureuse, à la suite de laquelle la claudication disparaît plus ou moins complètement : il en est de même des vésicatoires, de la pommade de Gondret, de la mixtion de sublimé avec l'axonge ou la térébenthine, qui plus fréquemment encore entraînent la guérison.

L'action perturbatrice des *sétons* est encore plus puissante que les moyens précédents pour amener la résolution de la synovite sésamoïdienne ; je les ai vu employer et je les ai employés moi-même avec beaucoup de succès : en général il est préférable de les placer dans les points les plus rapprochés du siége de la maladie que dans des régions plus ou moins éloignées ; cependant on peut citer un grand nombre d'exemples qui prouvent que, malgré l'inobservation de ce principe, l'efficacité de ces exutoires a été suffisante pour amener la guérison lorsqu'ils étaient pratiqués soit à l'ars, soit à l'angle scapulo-huméral, soit le long de la crête acromienne, et dans la prévision de combattre tout autre affection.

La *cautérisation actuelle* compte aussi de nombreux succès dans son emploi contre la maladie dont il s'agit. Ses résultats heureux ne peuvent être obtenus ainsi que ceux des moyens précédents, qu'autant que les altérations qui lui sont propres n'ont pas acquis trop de gravité et qu'elles se bornent au léger état inflammatoire que j'ai signalé comme première lésion pathologique de la synovite : je l'applique habituellement en pointe serrée sur le trajet du tendon perforant, depuis le dessous du boulet jusqu'aux talons.

Un exercice modéré et journalier, tel que celui du labour, du manège, ou celui pris en liberté et en prairie, seconde l'action des agents thérapeutiques ci-dessus désignés, tandis que le repos prolongé semble aggraver l'affection.

Lorsqu'avec le temps les altérations organiques se sont formées, qu'il existe de profondes excavations et des adhérences fibreuses qui rendent la maladie incurable, il ne reste plus à employer que le palliatif connu sous le nom de névrotomie plantaire : cette opération, qui est loin de réaliser les espérances qu'on en avait conçues, a été essayée en ma présence par M. Géliot, vétérinaire militaire, et par mon bon et vieux camarade Jager, vétérinaire en premier au 5.e cuirassiers ; je l'ai moi-même pratiquée trois fois, et sur le total de cinq expérimentations pour combattre la synovite sésamoïdienne, trois ont obtenu un demi-succès, et deux des effets presque nuls. Ces derniers se rapportaient à des cas d'adhérences fibreuses.

Quand la maladie s'est compliquée d'adhérences fibreuses, elle est complètement au-dessus des ressources de l'art : on reconnaît que cette terminaison existe par la persistance et la violence des symptômes, qui empêchent toute espèce de service.

Synovite podo-sésamoïdienne aiguë.

Dans ce qui précède, la maladie dont il s'agit n'a été examinée et décrite que sous la forme chronique qu'elle revêt le plus habituellement ; il me reste donc, pour la faire connaître complètement, à signaler les caractères essentiellement différents sous lesquels elle se montre quand elle apparaît à l'état aigu.

Très-imparfaitement et très-accessoirement désignée dans les traités de pathologie vétérinaire où il est question d'elle, sans la nommer, en traçant l'histoire de certaines lésions du pied, la synovite sésamoïdienne aiguë est une affection assez fréquente pour que tous les praticiens aient eu de nombreuses occasions de l'observer. Aussi ai-je moins la prétention d'en donner la description comme une découverte, que comme un complément nécessaire de mon travail, où je l'envisagerai sous une face nouvelle pour la science.

Les phénomènes qui décèlent l'inflammation aiguë de la vésicule synoviale naviculaire, paraîtraient, par leur violence et par leur gravité, en contradiction avec la petitesse et la faible importance physiologique de l'organe, si l'on ne se rappelait que cet état pathologique développe toujours dans le système synovial des symptômes d'un caractère alarmant, et qu'ici l'obstacle apporté par la boite cornée au gonflement inflammatoire, doit encore accroître les témoignages de douleur de l'organe souffrant.

Symptômes.

Qu'elle soit due à une cause vulnérante ou à la propagation de proche en proche d'un état inflammatoire, ou bien encore qu'elle soit purement idiopathique, la phlegmasie aiguë de cette synoviale détermine, aussitôt qu'elle est établie, une exaltation de sensibilité telle, dans l'extrémité atteinte, que non-seulement elle provoque une claudication très-intense, mais qu'elle rend intolérable son appui sur le sol. La réaction fébrile est des plus fortes; il y a anorexie; la peau est chaude; le pouls fort et précipité; l'abattement est généralement profond; l'animal tient le membre soulevé; ce n'est que par l'extrême fatigue des muscles surchargés de son poids qu'il essaie parfois de poser avec précaution la pince sur le sol; il relève aussitôt, et avec précipitation, l'extrémité pour la soustraire aux souffrances d'un pareil appui, et renouvelle ses manœuvres pendant la longue durée des violentes douleurs qu'occasionne la maladie.

Toute la surface de l'ongle, le pourtour de la couronne, et même du paturon, sont en proie à une forte chaleur; la moindre pression sur les parties molles ou flexibles de la région digitée y signale une sensibilité des plus vives; peu de temps après l'invasion de la maladie, le corps pyramidal, soulevé par la tuméfaction de la coulisse sésamoïdienne, se détache de la fourchette par l'effet d'une sécrétion séro-purulente jaunâtre, qui désunit ensuite, et de proche en proche, les arcs-boutants et la sole d'avec le tissu réticulaire, et qui, s'échappant vers les talons, où ce travail a débuté, y occasionne un écartement assez considérable pour pouvoir y introduire l'index et le majeur. Arrivé à cette période, le mal exige impérieusement la dessolure totale ou partielle, rendue d'autant plus facile, que la corne plantaire a alors perdu la plus grande partie de ses adhérences naturelles. Cette opération terminée laisse apercevoir une altération remarquable dans la forme de la face inférieure du pied; le corps pyramidal est renflé, surtout vers son milieu, et ne tarde pas à faire une saillie considérable au-dessus du niveau du bord plantaire de la paroi; les fosses ou vides latéraux qui donnent implantation aux barres ou arcs-boutants, sont également le siége d'une tuméfaction qui efface plus ou moins complètement les creux qu'ils forment dans l'état normal; enfin, la sole charnue participe, mais plus faiblement, au gonflement inflammatoire des parties voisines.

Cependant cette tuméfaction, déjà excessive, ne demeure pas stationnaire, elle s'accroît progressivement et se propage à tous les tissus de la région digitée, qui acquiert aussi un volume tellement considérable, surtout si les débridemens utiles n'ont pas été pratiqués, qu'elle en paraît monstrueuse. Fréquemment il arrive qu'un ou plusieurs points fluctuans se montrent, soit sur les lobes hémisphériques qui surmontent les talons, soit dans le sillon qui les sépare, ou bien encore au-dessus et dans le pourtour de la cutidure; les tégumens s'y amincissent, se perforent, et il en sort une matière purulente, sanieuse et fétide; dans des cas plus rares et plus graves, la vésicule sésamoïdienne devient elle-même le siége d'un de ces abcès; celui-ci s'ouvre sur l'un des côtés de l'aponévrose plantaire, et laisse après lui une fistule synoviale souvent incurable, parce qu'elle est accompagnée ou provoque de profondes altérations organiques, et notamment la carie de l'os naviculaire.

Avec quelqu'habileté que soit conduit le traitement, et quelle que soit l'issue de la maladie, l'ensemble des principaux symptômes précités persiste à se montrer long-temps avec gravité; aussi la réaction fébrile, l'inappétence et la permanence de la douleur amènent-elles promptement un amaigrissement qui s'accroît pendant toute la durée de l'affection; la plaie résultant de la dessolure se recouvre d'abord de flocons blancs flottans, bientôt suivis d'une couche cornée molle, très-poreuse et qui s'accroît avec une rapidité trop grande pour les circonstances; aussi devient-il nécessaire de l'amincir à chaque pansement, de manière à éviter toute compression dangereuse jusqu'à l'époque où la résolution commence.

Ce n'est qu'après 25 ou 30 jours, et alors seulement que la synoviale ne s'est pas encore ouverte spontanément ou par une cause vulnérante, que la résolution s'annonce par les signes qui lui sont ordinaires : le gonflement considérable s'affaisse lentement, les douleurs s'affaiblissent, l'animal commence à soutenir légèrement le poids du membre en appuyant en pince, peu à peu les parties reprennent leur volume à peu près naturel; la claudication résiste toutefois plus long-temps et ne disparaît, dans quelques cas, que 2 ou 3 mois après l'invasion de la maladie; elle laisse assez souvent, et après qu'elle est parfaitement guérie, le pied un peu plus volumineux que dans l'état normal.

Cette terminaison heureuse n'est pas toujours aussi complète ; il n'est pas rare qu'une boiterie, généralement peu intense, témoigne toute la vie de la gravité du mal auquel l'animal a su résister. Des adhérences sont probablement alors la cause de la permanence de la claudication.

La fistule synoviale, qui est tour-à-tour cause ou effet de la phlegmasie dont il s'agit, se reconnaît aisément par *l'écoulement* de la *synovie* et par *l'emploi de la sonde*, qui, à travers le trajet fistuleux, pénètre jusques dans la coulisse naviculaire ; elle est d'autant plus dangereuse, qu'indépendamment des foyers purulens qui se forment en remontant le long du perforant et derrière le paturon, elle provoque la carie, et dans les cas très-rares la chute de l'os sésamoïde ; elle occasionne encore, et dans les cas aussi exceptionnels, le ramolissement et le déchirement de l'aponévrose plantaire, ainsi que l'ont observé MM. Lafosse et Hurtrel, et que j'ai eu occasion de le vérifier dans un fait de ma pratique.

Relativement aux caractères à l'aide desquels on reconnaît la carie du petit sésamoïde, il est presque inutile de les signaler ici, tous les ouvrages de pathologie les indiquent avec détail : l'usage de la sonde et l'odeur de la sérosité purulente découlant de la fistule la constatent d'ailleurs suffisamment.

On connaît l'extrême gravité de l'ouverture de la vésicule sésamoïdienne et des lésions qui en sont la suite presque constante ; elle est telle, que cet accident est généralement considéré comme incurable : le cheval qui en est atteint s'épuise promptement par la persistance et l'énergie des douleurs qu'il a à supporter ; ses forces usées par la violence du mal finissent par lui interdire de plus en plus la station *debout;* le *decubitus* presque continuel auquel il est condamné détermine à la longue la formation et la chute de vastes escarrhes dans les parties du corps sur lesquelles s'exerce un appui trop prolongé ; la suppuration abondante qui en est la suite devient alors une nouvelle cause d'épuisement, et l'animal, après une lutte plus ou moins prolongée contre ces principes de destruction, finit souvent par succomber.

Dans certaines constitutions robustes et irritables, le cours des phénomènes précédens est parfois tout-à-coup interrompu par une issue fâcheuse ; les douleurs excessives tuent alors le malade, sans que l'affection laisse dans le cadavre des lésions nécroscopiques suffisantes pour expliquer une fin aussi prématurée qu'inattendue.

Il arrive encore que la synovite aiguë dont il est ici question, se complique quelquefois de phlegmasies dans les viscères les plus essentiels à la vie, tels que les poumons, l'estomac, ou les intestins, et qu'une mort presqu'aussi inévitable qu'elle est prompte en soit la suite.

Quand les animaux en proie à cette lésion si douloureuse échappent aux dangers que la violence des symptômes inflammatoires leur fait courir pendant les premières six semaines, on voit le plus communément la réaction fébrile se calmer progressivement, l'exaltation locale de sensibilité éprouver en même temps un certain degré d'affaiblissement, mais jamais assez pour que la progression ne soit un acte éminemment laborieux et tellement difficile, que non-seulement tout service demeure impossible, mais que la plus courte promenade n'amène un prompt épuisement des forces. Dans cet état, le mal peut persister indéfiniment et sans autres changemens que l'apparition, à des intervalles plus ou moins prolongés, de foyers purulents dans le pourtour de la synoviale affectée ; quelques oscillations dans l'intensité des symptômes et des progrès extrêmement lents dans l'altération du cartilage d'encroûtement et des couches superficielles de l'os naviculaire. Cependant ces lésions produisent parfois le marasme, et amènent, à la longue, l'extinction lente de la vie.

La phlegmasie aiguë de la synoviale sésamoïdienne est susceptible de se compliquer de celle de la gaîne phalangienne et des synovitesdes articulations du premier avec le deuxième, et du deuxième avec le troisième phalangien ; c'est ce qui arrive particulièrement lors de la terminaison par gangrène , où la ressource de l'amputation étant nulle pour la chirurgie vétérinaire , ces complications deviennent causes déterminantes et inévitables de mort.

Causes.

Elles sont de deux ordres, traumatiques ou idiopathiques.

Les premières résultent , soit de solutions de continuité qui s'étendent et pénètrent directement dans la cavité de la vésicule synoviale, soit comme dans les cas de bleimes, de piqûres, d'enclouûres, en déterminant un travail inflammatoire qui se propage de proche en proche jusqu'à la synoviale précitée.

Cette synovite se développe encore, mais peu fréquemment, sans être précédée d'aucune blessure ou lésions quelconques dans les tissus circonvoisins ; elle paraît alors être due à des causes analogues et aussi obscures que celles qui déterminent les arthrites aiguës que j'aurai peut-être occasion de faire connaître, avec détail, dans d'autres articles subséquens.

J'ai observé que la conformation des pieds et le volume prodigieux de nos gros chevaux flamands semblent être une prédisposition à la maladie ; chez eux la fourchette *grasse* et *molle* participe pour une proportion considérable à l'appui du pied sur le sol ; et quand celui-ci est dur, raboteux, très-inégal , que le travail est d'une longue durée , il arrive que les contusions réitérées sur le corps pyramidal font naître la synovite sésamoïdienne aiguë.

Pathogénésie.

Il résulte des nombreux examens faits, soit dans le vivant

des animaux atteints de la synovite sésamoïdienne aiguë, soit après leur mort, que, malgré l'intensité des symptômes inflammatoires, les lésions morbides qui occasionnent ou font suite à ces symptômes se dessinent avec une certaine lenteur; l'irritation directé ou consécutive de la vésicule synoviale lui fait d'abord acquérir une épaisseur de plus en plus considérable, qui se propage de proche en proche dans les couches ambiantes du tissu cellulaire, de manière à produire cette énorme tuméfaction déjà signalée: durant la première période du mal, il n'existe quelquefois pas de rougeur, si ce n'est dans les points lésés directement par la cause vulnérante. La sécrétion, ou plutôt l'exhalation synoviale, est considérablement accrue; cette humeur a généralement perdu de sa transparence; des flocons albumineux d'un blanc jaunâtre, et parfois roussâtre, flottent en suspension au milieu du liquide: bientôt après on remarque des mouchetures, des taches rouges sur la surface libre de la synoviale; ces maculatures, plus ou moins nombreuses, sont inégales, rugneuses, parsemées d'aspérités; examinées avec attention, elles résultent de petits vaisseaux très-dilatés et remplis de sang rouge; et c'est particulièrement dans les portions les moins adhérentes de la vésicule séreuse que ces taches rouges se développent d'abord; elles acquièrent successivement une nuance plus foncée, qui va jusqu'au violacé, éprouvent ensuite une espèce de ramollissement qui peut les amener à l'état pulpeux et même putrilagineux; alors leurs débris, qui constituent de véritables foyers, finissent par être expulsés au-dehors, lorsque les abcès sont ouverts, soit spontanément, soit artificiellement; dans cet état, la cavité synoviale communique à l'extérieur par une ou plusieurs fistules plus ou moins sinueuses, dont les orifices externes se rencontrent dans un des points quelconques de la région digitée.

Cet accident très-grave de l'ouverture de la vésicule sésamoïdienne provoque et fait naître presque constamment la fonte de la couche cartilagineuse et la carie du tissu osseux dans l'un des points plus ou moins étendus de la surface inférieure de l'os naviculaire ; cette dernière lésion entretient ou développe la phlegmasie de la fibre tendineuse de l'aponévrose plantaire et de la fibre ligamenteuse qui unit cet os à l'os du pied, et peut amener, par ses progrès, la rupture de cette aponévrose ou la chute du sésamoïde dont il a été question.

Indépendamment de ces phénomènes morbides, on rencontre parfois, lorsque surtout les deux surfaces du contact de la vésicule synoviale sont fortement enflammées, des adhérences membraneuses déterminées par des pseudo-membranes.

En résumé, les lésions de la synovite sésamoïdienne aiguë consistent dans les altérations suivantes :

Tissu synovial.	Épaississement ; rougeur ; maculatures rugueuses; adhérences par de fausses membranes, perforations.
Cartilagineux.	Ramollissement et destruction partielle de la couche d'encroûtement.
Tendineux.	Altérations très-diverses, souvent suivies de destruction partielle, analogue à l'exfoliation des os et déterminant parfois une solution de continuité dans l'aponévrose plantaire.
Ligamenteux.	Tuméfaction, quelquefois ramollissement et destruction des fibres d'attaches qui fixent l'os naviculaire.
Cellulaire.	Tuméfaction considérable, dure., rénittente, disparaissant quelquefois par résolution et donnant parfois naissance à des foyers purulens.

Diagnostic et pronostic.

Tant que, soit primitivement, soit consécutivement, la vésicule synoviale enflammée n'est point perforée et ne communique pas au-dehors, la maladie est beaucoup moins grave que la violence de ces symptômes ne le ferait supposer; aussi, dans ce cas, est-il légitime d'espérer un succès complet des moyens thérapeutiques sagement combinés pour la combattre. Mais dès que la phlegmasie aiguë de cette membrane est compliquée de sa perforation, et lorsque surtout cette complication, déjà si fâcheuse, a entraîné à sa suite la carie du petit sésamoïde, l'affection peut être considérée, sinon comme incurable, du moins comme éminemment dangereuse et n'offrant plus que des chances limitées aux ressources les plus récentes de la chirurgie vétérinaire.

Traitement.

Une grande et importante indication résulte de la nature et du siége de la synovite sésamoïdienne aiguë, qu'elle soit traumatique ou idiopathique, c'est la nécessité d'opérer de larges et profonds débridemens, afin de conjurer les dangers d'une compression prolongée et douloureuse de la part des parties ambiantes sur la vésicule enflammée.

Dans son état de plus grande simplicité, la dessolure complète ou partielle suffit ordinairement pour amener la guérison du mal, quand cette opération est suivie de l'usage des moyens convenables: elle est rendue facile par la désunion de la fourchette et de la sole d'avec leur tissu sous-jacent, et se pratique à l'aide des procédés décrits dans tous les ouvrages: immédiatement après, j'ai l'habitude de placer, pendant une demi-heure, le pied dans un pédiluve émollient et chaud, afin de favoriser le dégorgement sanguin de la partie dénudée: le fer, et surtout l'appareil qu'on a coutume d'employer après la dessolure, sont ici évidemment nuisibles, et doivent être proscrits ; le premier, comme s'opposant à la dilatation de l'arc qui constitue la paroi ; et le second, comme exerçant une compression sur le mal : on doit tenir constamment l'extrémité souffrante plongée dans des cataplasmes émolliens, qu'on doit renouveler assez fréquemment pour qu'une atmosphère humide baigne toujours le pied ; dans l'intervalle des changemens des cataplasmes, les pédiluves tièdes doivent être recommandés; il est utile d'amincir et de rafraîchir fréquemment la jeune corne, qui ne tarderait pas à renouveler de dangereuses compressions : enfin on devra persister, sans découragement, dans l'emploi de la médication émolliente, aussi long-temps que les symptômes inflammatoires la rendront nécessaire.

Lorsque, malgré ce traitement, la tuméfaction augmentera considérablement, en s'étendant surtout vers les talons, ses lobules et le derrière du paturon, il sera utile d'opérer un nouveau débridement, si on veut éviter les complications souvent fâcheuses qu'entraîne la formation des foyers purulents, d'abord sur ces parties, puis dans d'autres points qu'il importe de ménager : ce débridement consiste, ainsi que Lafosse le conseillait judicieusement, à inciser longitudinalement tout le corps pyramidal, depuis sa pointe jusqu'au paturon, et depuis sa superficie jusqu'au tendon perforant ; la vaste plaie qui en résulte fournit une saignée locale très-utile, fait disparaître une compression grave, et ne peut, dans aucun cas, entraîner le moindre inconvénient.

La formation des abcès dont il vient d'être question, est purement accidentelle et symptômatique ; aussi n'exige-t-elle aucune indication particulière, sauf le cas où le siége se trouve être dans les parties dont les altérations deviennent sources de complications graves ; c'est ainsi qu'on voit de ces foyers détruire une portion plus ou moins considérable de la cutidure, déterminer la carie des cartilages latéraux, ou bien ouvrir la coulisse sésamoïdienne et même la gaîne phalangienne. Ces résultats, toujours fâcheux, accusent constamment la timidité de l'opérateur, qui a négligé en temps opportun d'opérer les débridemens indispensables : ordinairement, c'est sur ou entre les lobules qui surmontent les talons de la fourchette que les abcès débutent ; ils doivent alors donner le signal de pratiquer immédiatement l'incision de tout le corps pyramidal, si déjà elle n'a été faite. Les cataplasmes et les bains suffisent pour amener les abcès à une bonne cicatrisation : on doit se garder de les irriter par des topiques, au moins inutiles, s'ils ne sont pas nuisibles.

A la cutidure, ces foyers désunissent une étendue plus ou moins considérable du biseau de la paroi, puis entraînent, par la fonte putrilagineuse, la destruction d'une portion de cet organe : ici doivent trouver leur application toutes les indications que réclame le javart, dit encorné ; il en est de même des circonstances où ces abcès ont déterminé la carie des cartilages latéraux, les procédés opératoires du javart, dit cartilagineux, doivent alors être mis en usage.

La complication la plus grave consiste dans l'ouverture de la coulisse sésamoïdienne, qu'elle ait été produite soit directement par l'effet d'une plaie pénétrante, soit consécutivement et par suite d'abcès dans la synoviale naviculaire ; il en résulte une fistule qui, non-seulement, résiste aux moyens destinés à la combattre, mais qui entraîne, comme conséquence presqu'inséparable, la carie de la surface *inféro-postérieure* de l'os naviculaire. C'est dans la vue d'éviter cette dernière altération, généralement considérée comme incurable, que dans le clou de rue qui intéresse la coulisse sésamoïdienne, on prescrit et on exécute une opération compliquée et délicate, trop connue pour qu'il soit besoin de la décrire ici.

Ténotomie plantaire.

La carie de l'os naviculaire, quoique excessivement grave,

n'est pourtant pas, comme on le pense, au-dessus des ressources de la chirurgie vétérinaire : persuadé que, dans le cas de cette lésion, le mal ne résiste, avec tant d'opiniâtreté, qu'en raison de la difficulté d'attaquer efficacement la surface ulcérée de l'os, et de la compression exercée sur cette surface par l'aponévrose plantaire, j'ai voulu constater par l'expérience si le danger d'un débridement complet était aussi grand qu'on le suppose : en conséquence, j'ai coupé transversalement dans toute son épaisseur le tendon perforant à son passage sur le petit sésamoïde, qui, ainsi découvert, a pu me permettre l'enlèvement complet des couches osseuses atteintes de carie. Cette hardiesse a été couronnée d'un succès qui me détermine à consigner ici avec détail le mode opératoire dont je fais usage.

Les exigences du mal ayant nécessité antérieurement la dessolure, l'opération s'en est trouvée singulièrement abrégée. Le cheval couché et convenablement fixé, j'ai paré les talons et partie des quartiers de manière à les réduire en une bande cornée assez mince et étroite pour devenir éminemment flexible : ces préliminaires achevés, j'enlevai, avec la feuille de sauge, la moitié antérieure du corps pyramidal.

Ce large débridement étant terminé, l'ouverture morbide de la coulisse fut mise à découvert ; j'introduisis alors transversalement au-dessous du tendon perforant la sonde cannelée, préalablement un peu courbée (ayant l'attention préalable de faire maintenir le pied dans le plus grand état de flexion possible), puis avec un bistouri à niqueter, je pratiquai la section complète et transversale de ce tendon ; faisant ensuite relever par un aide les abouts désunis de l'aponévrose plantaire, la totalité de la face inférieure du petit sésamoïde mise à jour, laissa voir distinctement les parties cariées, que j'enlevai avec une forte feuille de sauge et que je ruginai après.

J'appliquai un appareil composé de fortes étoupades imbibées d'eau alcoolisée et maintenu par une enveloppe de forte toile. Le lien servant de tourniquet fut ensuite enlevé, et je fis relever le cheval.

Pendant toute la durée des vives douleurs, je fis prendre deux fois le jour des pédiluves chauds d'une demi-heure chaque ; je retardai le premier pansement jusqu'à l'expiration de la huitaine, époque où j'amincis les jeunes couches cornées, en abritant la plaie de la coulisse sésamoïdienne du contact de l'air. Ces pansements, renouvelés de huit en huit jours, permirent de constater qu'après un délai de quinze à vingt jours les abouts du tendon s'étaint déjà réunis par une production de tissu nouveau qui, successivement, prit le caractère fibreux de la fibre albuginée ; en même temps les deux surfaces de contact de la synoviale contractèrent des adhérences qui, plus tard, effacèrent complètement sa cavité. A chacun de ces pansemens j'eus toujours le soin de parer la corne plantaire, de manière à prévenir toute compression ; lorsque l'exaltation des phénomènes inflammatoires fut considérablement calmée, je réprimai les bourgeons qui s'élevaient de quelques points du fond de la plaie, avec de légers escarrotiques et une pression convenable, que je maintins par l'appareil généralement en usage dans des cas analogues. La guérison fut à peu près complète à l'expiration du mois qui suivit l'opération.

Les dangers bien connus des blessures qui intéressent toutes les synoviales en général, et en particulier la sésamoïdienne, pourraient en premier abord faire redouter les suites de l'opération dont il vient d'être question ; mais si on réfléchit qu'elle ne doit être exécutée qu'alors que ces dangers ne laissent plus d'espoir de guérison ; que ceux-ci sont accrus par des compressions, que l'opération a pour but de faire disparaitre, et qu'enfin, la section des tendons, jugée autrefois comme très-grave, n'est en réalité qu'une lésion assez légère et susceptible d'une prompte cicatrisation, on reconnaîtra que les moyens chirurgicaux que je propose présentent des chances de salut, là où il n'en existe plus, et qu'ils méritent d'être employés toutes les fois que la faible valeur de l'animal n'impose pas la loi d'en faire le sacrifice, afin d'éviter les frais d'un traitement nécessairement long et susceptible de laisser après lui une claudication gênante pour beaucoup de services.

Lille, imp. de J. Ducrocq. — 1840.

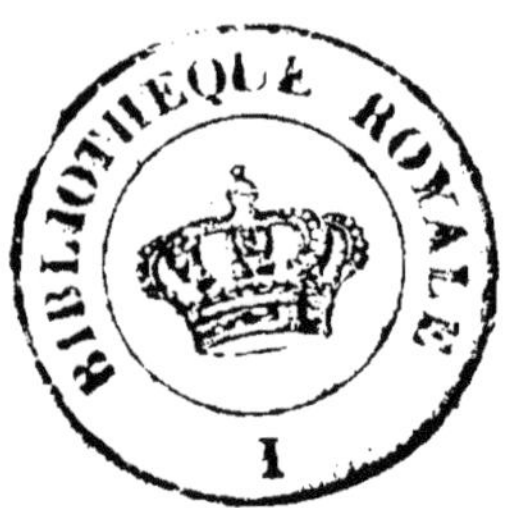
BIBLIOTHEQUE ROYALE
I

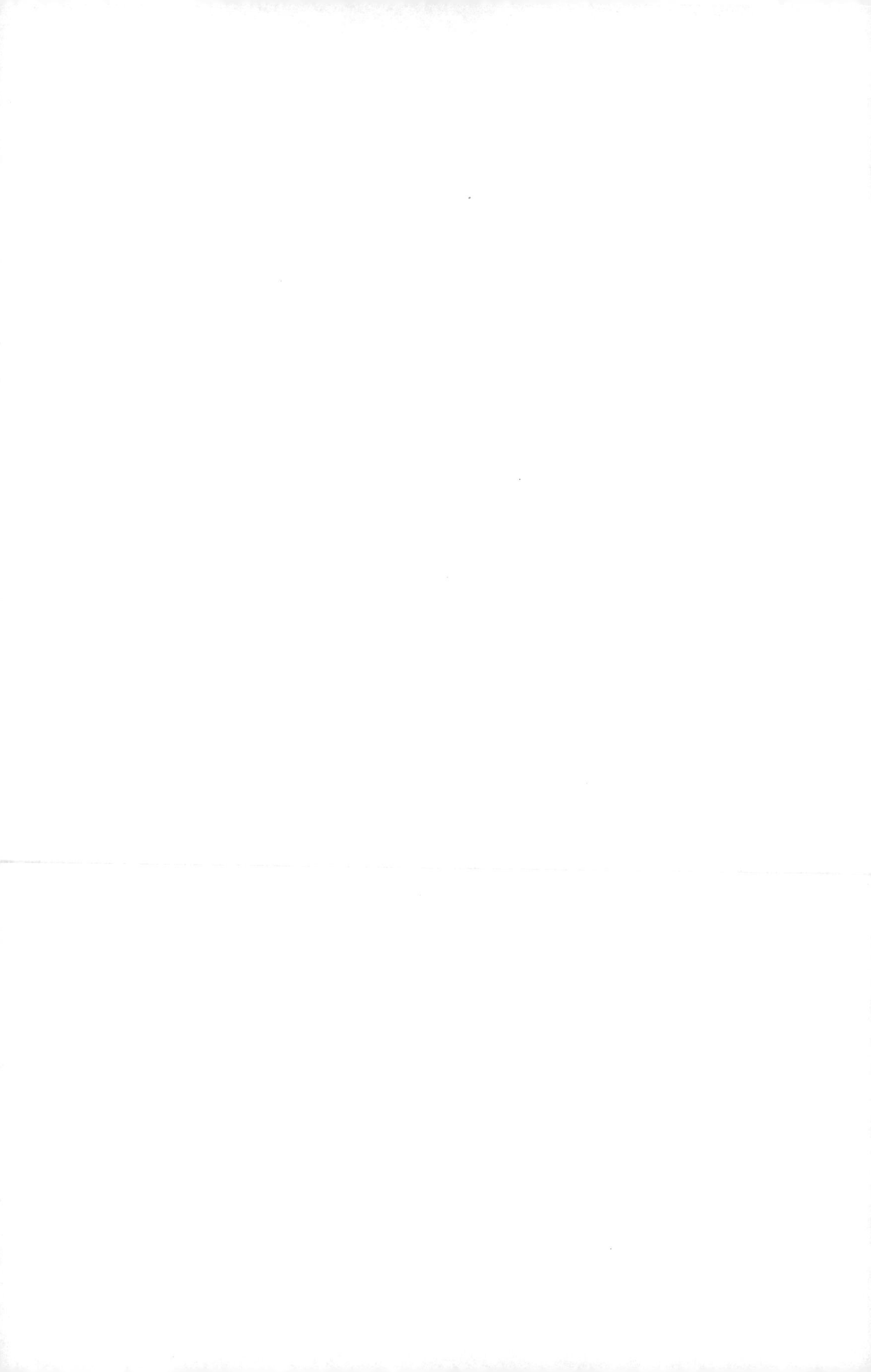

www.ingramcontent.com/pod-product-compliance
Ingram Content Group UK Ltd.
Pitfield, Milton Keynes, MK11 3LW, UK
UKHW021820190726
13853UKWH00003B/1085